# कमर दर्द
## कारण और बचाव

प्रस्तुत पुस्तक में रोग, उपचार एवं स्वास्थ्य संबंधी जो उपाय/सुझाव बताए गए हैं उन्हें अपनाने से पूर्व संबद्ध चिकित्सा विशेषज्ञ से परामर्श अवश्य कर लें।

# कमर दर्द
## कारण और बचाव

डॉ. राजू वैश्य

*संपादन*

विनोद विप्लव

प्रतिभा प्रतिष्ठान, नई दिल्ली

प्रस्तुत पुस्तक में रोग, उपचार एवं स्वास्थ्य संबंधी जो उपाय/सुझाव बताए गए हैं, उन्हें अपनाने से पूर्व संबद्ध चिकित्सा विशेषज्ञ से परामर्श अवश्य कर लें।

प्रकाशक : प्रतिभा प्रतिष्ठान,
694–बी, (निकट अजय मार्केट) चावड़ी बाजार, दिल्ली–110006
सर्वाधिकार : सुरक्षित / संस्करण : 2025 / मूल्य : दो सौ रुपए
मुद्रक : नरुला प्रिंटर्स, दिल्ली ISBN 978-93-83111-64-0

**KAMAR DARD : KARAN AUR BACHAV**
(Backache : Causes and Prevention)
*by* Dr. Raju Vaishya ₹ 200.00
Published by **PRATIBHA PRATISHTHAN**
694-B, (Near Ajay Market) Chawri Bazar, Delhi-110006

कमर दर्द की पीड़ा झेल रहे लोगों तथा
हर तकलीफ का हँसकर मुकाबला
करने की ताकत देनेवाली
जिजीविषा को समर्पित।

# अनुक्रम

# प्रस्तावना

मनुष्य ने जब से पैरों पर खड़ा होना सीख लिया और अपने हाथों को शरीर का बोझ ढोने की गुलामी से मुक्त कर दिया तब से कमर दर्द उसका पीछा कर रहा है। कहा जा सकता है कि कमर दर्द पशु से मनुष्य बनने की कीमत है। आज शायद ही कोई ऐसा व्यक्ति है जिसने अपने जीवन में कभी–न–कभी किसी दर्द को न झेला हो; लेकिन आधुनिकता एवं विलासिता के कारण कमर दर्द ने आज भयानक महामारी का रूप ले लिया है। कमर दर्द की व्यापकता का सबसे बड़ा कारण गलत जीवन–शैली है, जिसमें सुधार करके हम इस तकलीफ से बच सकते हैं। कई लोग ऐसे हैं, जो वर्षों से भयानक कमर दर्द झेल रहे हैं और एक तरह से विकलांग–जीवन व्यतीत कर रहे हैं, जबकि ऐसे अनेक उपाय हैं जिनकी मदद से कमर दर्द को नियंत्रण में रखकर सामान्य एवं सक्रिय जीवन का आनंद लिया जा सकता है। लेकिन जानकारी के अभाव में लोग कमर दर्द के अभिशाप से मुक्त नहीं हो पाते हैं। कई लोग कमर दर्द की तब तक अनदेखी करते रहते हैं जब तक कि स्थिति काबू से बाहर नहीं हो जाती। कई लोग कमर दर्द का इलाज कराने के लिए नीम–हकीमों अथवा नाइयों के पास चले जाते हैं और अपनी रीढ़ एवं गरदन तुड़वा बैठते हैं।

कहा जाता है–बचाव उपचार से बेहतर है। कमर दर्द होने पर उसके इलाज में समय और धन खर्च करने से बेहतर यह है कि इससे बचने के उपायों पर अगल करके तथा सही जीवन–पद्धति अपनाकर कमर दर्द को अपने से दूर ही रखा जाए।

आज हालाँकि स्वास्थ्य के विभिन्न विषयों पर अनगिनत पुस्तकें हैं, लेकिन लोगों में स्वास्थ्य को लेकर जागरूकता का अभाव है। स्वास्थ्य विषय

पर अच्छी पुस्तकों का अभाव इसका एक बड़ा कारण है। हिंदी में तो ऐसी पुस्तकें नहीं के बराबर हैं। प्रस्तुत पुस्तक इस अभाव को दूर करने की एक कोशिश है। इस पुस्तक का उद्देश्य कमर दर्द, उसकी रोकथाम और उसके इलाज के संपूर्ण पहलुओं की सही और वैज्ञानिक जानकारी देना है, ताकि लोग नीम–हकीमों के चक्कर में पड़कर अपनी कमर बेकार न कर लें। इस पुस्तक में कमर दर्द से बचाव के तरीकों के अलावा उसके उपचार की विभिन्न पद्धतियों की विस्तार से व्याख्या की गई है।

आशा है कि यह पुस्तक लोगों को कमर दर्द से निजात दिलाने में किसी–न–किसी तरह से सहायक सिद्ध होगी। हमारा विश्वास है कि कमर दर्द से पीड़ित ही नहीं, बल्कि अपने स्वास्थ्य के प्रति सजग लोग भी इस पुस्तक से पूरा लाभ उठाएँगे।

पुस्तक में दवाइयों के नाम बताने से यथासंभव बचा गया है। कुछ जगहों पर दवाइयों के नामों का उल्लेख है, लेकिन इन दवाइयों का इस्तेमाल चिकित्सक से सलाह लिये बिना कदापि न करें।

**—डॉ. राजू वैश्य**

# कमर दर्द—क्यों और कैसे

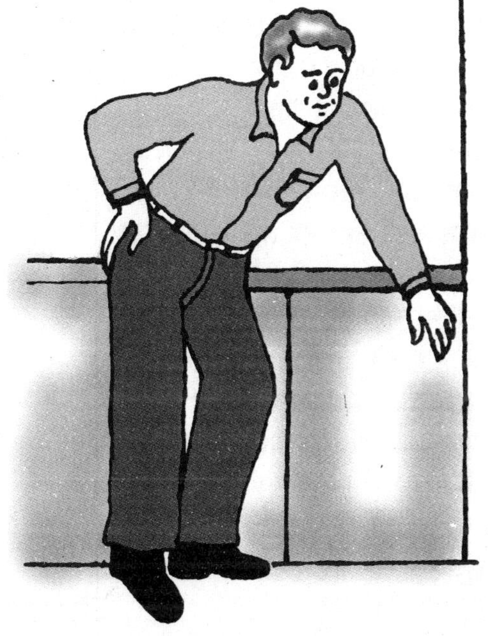

आज के आधुनिक एवं व्यस्त जीवन में कमर दर्द महामारी बनता जा रहा है। हर दस में से छह से नौ व्यक्ति अपने जीवन के किसी–न–किसी काल में कमर दर्द झेलते हैं। ठंड, सर्दी– जुकाम एवं फ्लू जैसे सामान्य श्वसन संबंधी संक्रमणों के बाद कमर दर्द चिकित्सकों के पास जाने का दूसरा सबसे प्रमुख कारण है।

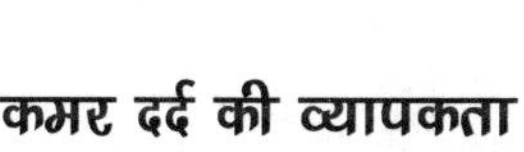

## कमर दर्द की व्यापकता

एक अनुमान के अनुसार आज देश का हर सातवाँ व्यक्ति कमर दर्द से पीड़ित है। कमर दर्द की तरह ही गरदन दर्द ऐसी सामान्य समस्या है, जिसका सामना हर व्यक्ति को किसी–न–किसी रूप में अवश्य करना पड़ता है। लेकिन कई लोग लापरवाही अथवा नासमझी के कारण जीवन भर के लिए रोग मोल ले लेते हैं। कई लोग कमर दर्द एवं गरदन दर्द की अनदेखी करते रहते हैं, जबकि कई लोग इसका उपचार

कराने के लिए नीम–हकीमों अथवा नाइयों के पास चले जाते हैं और अपनी रीढ़ एवं गरदन तुड़वा बैठते हैं। कमर दर्द की व्यापकता का सबसे बड़ा कारण गलत जीवन शैली है, जिसमें सुधार करके हम इस तकलीफ से बच सकते हैं। आज रहन–सहन की नई शैली, काम–काज के नए तौर–तरीके, फैशन, व्यायाम आदि से बचने की प्रवृत्ति कमर के लिए कहर बन गए हैं। मौजूदा समय में ऊँची एड़ी के जूते–चप्पलों के प्रयोग, घर और कार्यालय में तनाव, भाग–दौड़, लगातार झुककर बैठने, रोजाना देर तक स्कूटर चलाने, दफ्तर में झुककर काम करने तथा देर तक कंप्यूटर या टाइपराइटर पर काम करने जैसे कारणों से कमर दर्द के मामले तेजी से बढ़े हैं। तेजी से बढ़ता फैशन कमर दर्द का प्रमुख कारण है। आज फिल्मी अभिनेत्रियों तथा फैशन मॉडलों की देखा–देखी ऊँची एड़ीवाली सैंडिलों एवं जूतियों के प्रयोग से भी बड़ी संख्या में महिलाएँ कमर दर्द से पीड़ित हो रही हैं।

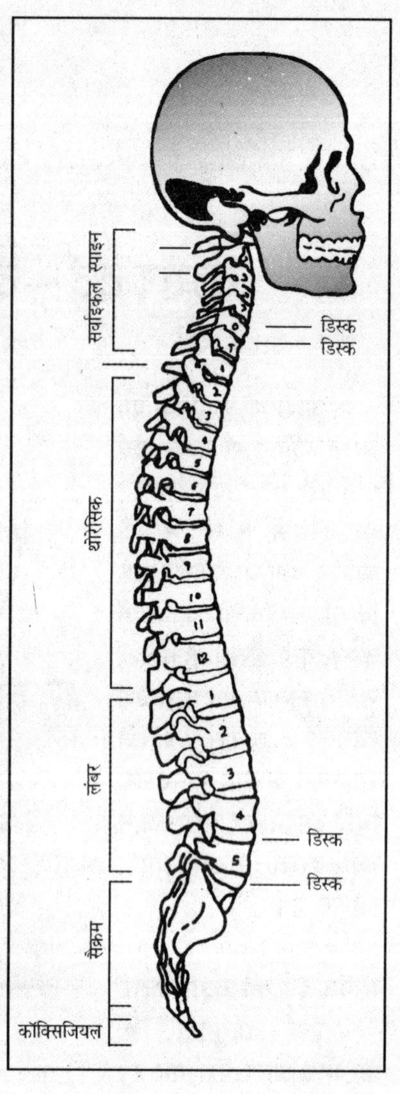


## रीढ़ की संरचना

रीढ़ की संरचना का मुख्य आधार रीढ़ की हड्डी है। यह सीधी खड़ी रहती है और अन्य अंगों को सहारा देती है। रीढ़ की हड्डी गरदन, वक्ष, उदर और कूल्हे के पास हलकी मुड़ी होती है। गरदन (सर्वाइकल) और उदर (लंबर) में रीढ़ की हड्डी आगे की ओर उभरी हुई होती है, जबकि वक्ष

रीढ़ के निचले हिस्से की संरचना

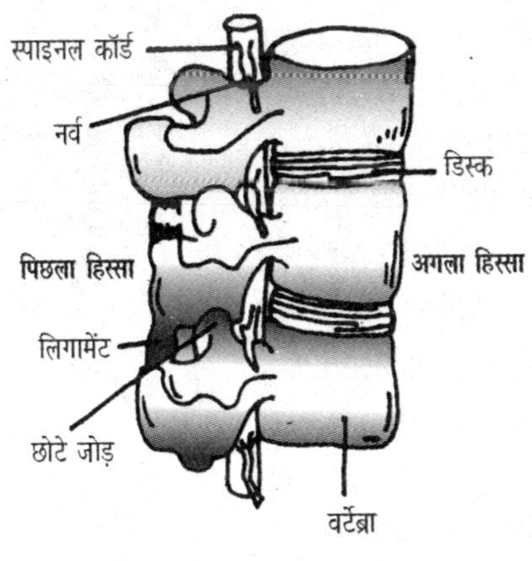


(थोरेसिक) और कूल्हे (सेक्रम) में इसका झुकाव पीछे की ओर होता है। रीढ़ की रचना एक–दूसरे पर रखी 34 अलग–अलग हड्डियों से होती है, जिनके पिछले हिस्से से उँगली जैसी एक संरचना निकली रहती है, जिसके कारण रीढ़ की हड्डी काँटेदार टहनी जैसी प्रतीत होती है। इन हड्डियों को कशेरुका (वर्टिब्रा) कहा जाता है। इनकी संख्या 29 होती है। इनमें गरदन में 7, वक्ष में 12, उदर में 5 तथा कूल्हे में भी 5 कशेरुका होती हैं। शेष 5 कशेरुका बहुत छोटी होती हैं और ये आपस में जुड़ी होती हैं। कूल्हे की पाँचों कशेरुका भी आपस में जुड़ी होती हैं और ये सम्मिलित रूप से सेक्रम कहलाती हैं। इस तरह यदि सेक्रम को भी एक हड्डी मानी जाए तो रीढ़ की हड्डी में कुल 26 हड्डियाँ होती हैं–7 गरदन, 12 वक्ष, 5 उदर, एक सेक्रम तथा एक अनुत्रिक (कॉक्सिजियल)।

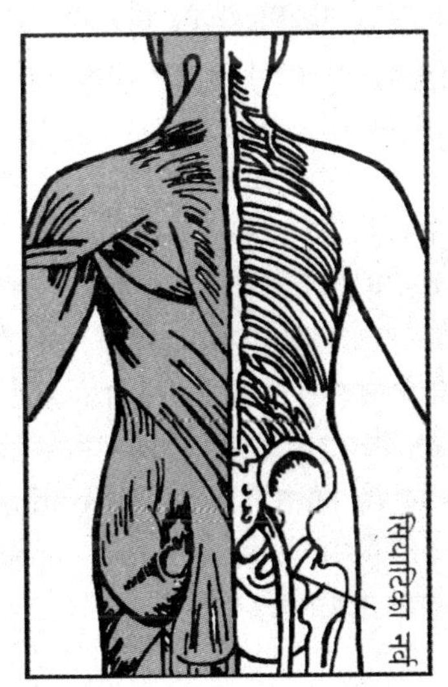


## स्पाइनल कार्ड

हर दो हड्डियों (डिस्क) के बीच एक मुलायम हड्डी (कार्टिलेज) होती है। डिस्क रीढ़ को लचीला बनाती है और शॉक ऑब्जर्वर का काम करती है। रीढ़ की हड्डी में डिस्क के पीछ एक गुफा (कैनाल) होती है, जिसमें मस्तिष्क से

आती हुई स्नायु तंत्र (स्पाइनल कॉर्ड) होती है, जिसमें से नसें निकलकर हाथों और पैरों में जाती हैं।

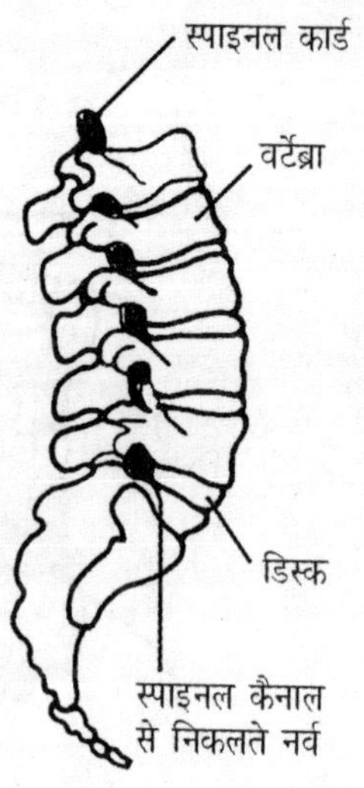


स्पाइनल कॉर्ड रीढ़ की हड्डियों की विशेष संरचना के बीच सुरक्षित रहती है। यह अत्यंत संवेदनशील, नाजुक और महत्त्वपूर्ण तंतु है, जिसके माध्यम से मस्तिष्क हाथ–पैर, आँतों और मूत्राशय की कार्यप्रणालियों का संचालन करता है। स्पाइनल कॉर्ड के माध्यम से मस्तिष्क विभिन्न अंगों की मांसपेशियों में विद्युत् तरंगें भेजकर उन मांसपेशियों का संचालन करता है। इसके अलावा हाथ–पैर एवं शरीर के निचले भागों में होनेवाली ठंड–गरम एवं दर्द जैसी अनुभूतियाँ स्पाइनल कॉर्ड के माध्यम से ही वापस मस्तिष्क में जाती हैं। स्पाइनल कॉर्ड के क्षतिग्रस्त होने या उनपर दबाव पड़ने से स्फिंक्टर नियंत्रण समाप्त हो जाता है।

स्फिंक्टर नियंत्रण समाप्त होने पर हाथ–पैर हिलाने–डुलाने तथा मल–मूत्र त्यागने की प्रक्रिया पर से रोगी का नियंत्रण समाप्त हो जाता है। दरअसल, शरीर के निचले हिस्से की मांसपेशियों को संचालित करनेवाले स्नायु (नर्व) स्पाइनल कॉर्ड के माध्यम से ही मस्तिष्क से जुड़े रहते हैं। इस व्यवस्था के कारण ही हम अपनी इच्छा से मल–मूत्र त्यागते हैं। लेकिन स्पाइनल कॉर्ड के क्षतिग्रस्त होने पर या उसपर दबाव पड़ने पर ये नर्व काम करना बंद कर देते हैं, जिसके कारण नीचे की मांसपेशियों पर से नियंत्रण समाप्त हो जाता है। इसके कारण रोगी का मल–मूत्र या तो स्वतः निकलता रहता है या बिलकुल ही नहीं निकलता।

स्पाइनल कॉर्ड रीढ़ की हड्डियों की जिस विशेष संरचना के भीतर सुरक्षित रहते हैं उसके ऊपर मांसपेशियों और फिर त्वचा की परत चढ़ी होती है। इस कारण किसी दुर्घटना में चोट लगने या कोई रोग होने पर स्पाइनल कॉर्ड का बचाव हो जाता है। जब रीढ़ तपेदिक और फोड़े जैसे रोगों से ग्रस्त होती है अथवा किसी दुर्घटना में चोट खाती है तब सबसे पहले रीढ़ की हड्डियाँ क्षतिग्रस्त होती हैं।

## कमर दर्द के कारण

विशेषज्ञों के अनुसार प्रत्येक मनुष्य को अपने जीवनकाल में कम–से–कम एक बार कमर अथवा पीठ दर्द से अवश्य गुजरना पड़ता है। कमर दर्द मुख्यतः चार कारणों से हो सकता है–कमर की हड्डी में बीमारी, कमर की मांसपेशियों की समस्या, रीढ़ की हड्डी में ट्यूमर या संक्रमण और दिमागी तनाव। हालाँकि ज्यादातर मामलों में मांसपेशियों में समस्या के कारण ही कमर दर्द होता है। मांसपेशियों में खिंचाव, ठंड लगने, गलत तरीके से बैठने, ज्यादा देर तक काम करने, भारी सामान उठाने आदि कारणों से मांसपेशियों

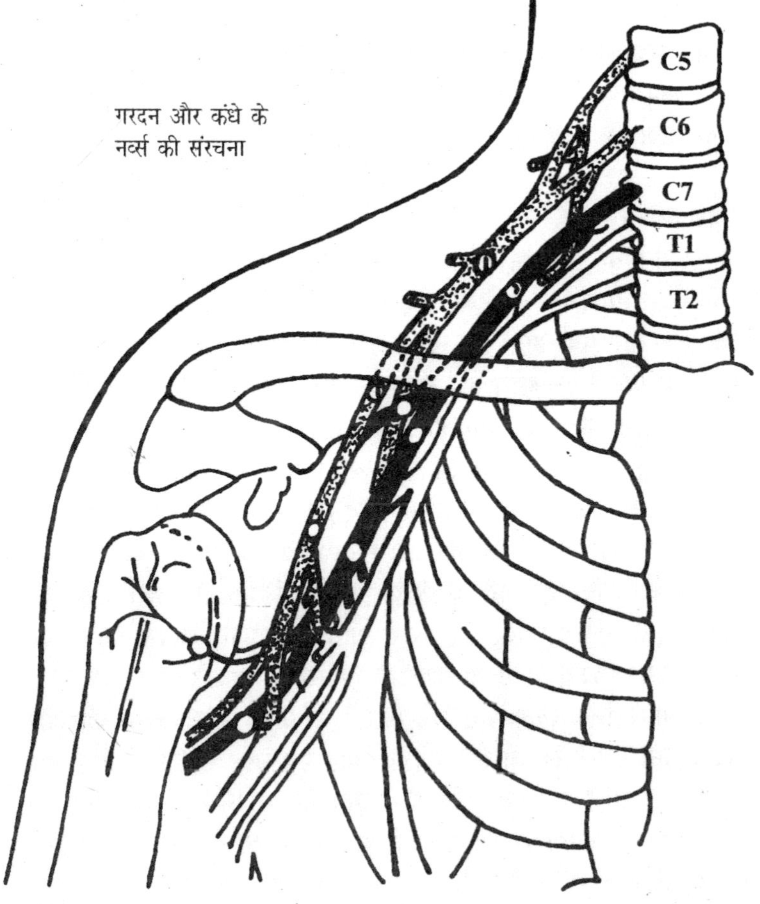

गरदन और कंधे के नर्व्स की संरचना

में समस्या आ सकती है। कमर और पीठ दर्द होने के मुख्य कारणों में उठने–बैठने, चलने–फिरने एवं सोने के गलत तौर–तरीके, दिमागी तनाव, रीढ़ के ट्यूमर, स्पाइना बाईफिडा या स्पोंडाइलुलिस्थेसिस जैसी जन्मजात विकृतियाँ, रीढ़ में चोट या डिस्क की समस्या, तपेदिक, मायोफाइब्रोसाइट्स, एंकाइलोसिंग स्पोंडुलोसिस जैसे रीढ़ अथवा कमर की मांसपेशियों के संक्रमण, स्पांडुलाइसिस और ऑस्टियोपोरोसिस जैसी उम्र से जुड़ी बीमारियों और व्यायाम नहीं करने जैसी प्रवृत्तियाँ आदि शामिल हैं।

## उम्र बढ़ना

उम्र बढ़ने के साथ–साथ डिस्क का पानी कम होता जाता है और कमर व पीठ का लचीलापन घटता जाता है, जिससे स्लिप डिस्क की समस्या हो जाती है। वृद्धावस्था में हड्डी मुड़ने या बढ़ने पर कमर दर्द होता है। बढ़ी हुई हड्डी को काटकर निकाल देने से कमर दर्द कम हो जाता है।

## नसों पर दबाव

कमर दर्द की समस्या से ग्रस्त करीब पाँच से दस प्रतिशत लोगों में डिस्क के आस–पास की नसों पर दबाव पड़ना शुरू हो जाता है। इससे दो तरह की समस्याएँ पैदा होती हैं। जब डिस्क सारी नसों पर दबाव डालती है तब मरीज को चलने के समय पैरों में जकड़न, अकड़ एवं दर्द होता है। थोड़ी देर आराम करने पर दर्द ठीक हो जाता है। इसे इंटरमिटेंट न्यूरोजेनिक क्लॉर्डिकेशन कहा जाता है। जब डिस्क किसी एक नस को दबाती है तो उस नस में दर्द होता है। इसे सायटिका का दर्द कहा जाता है। नस पर ज्यादा दबाव पड़ने पर उस नस में कमजोरी या सुन्नपन आ जाता है। उम्र बढ़ने पर डिस्क का लचीलापन और पानी घटने के साथ ही डिस्क के बाहरी हिस्से का लिगामेंट भी ढीला पड़ जाता है। इससे थोड़ा सा वजन उठाने या हलका झटका लगने पर डिस्क बाहर आ जाती है। इससे भी सायटिका का दर्द होता है। डिस्क बाहर निकलकर पीछे की ओर फूल जाती है या नसों की ओर निकलकर उन्हें दबाने लगती है। ज्यादा दबाव पड़ने पर मरीज को कई बार लकवा मार जाता है या मरीज टट्टी–पेशाब पर से नियंत्रण खो देता है। इसकी एक स्थिति को स्पाइनल स्टिनोसिस कहा जाता है। यह आमतौर पर मध्यम आयु के बाद आरंभ होती है, इसमें स्पाइनल कैनाल टाइट हो जाती है।

परंतु इसके कारण भिन्न–भिन्न हैं, जैसे–डिस्क या हड्डियों का बढ़ना और मांस का मोटा होकर नसों को दबाना। इसकी पहचान यह है कि रोगी को खड़ा होने या चलने पर पैरों में दर्द या सुन्नपन महसूस होता है और उसे आखिरकार बैठ जाना पड़ता है। मरीज ज्यादा देर तक चलने या खड़े रहने में असमर्थ हो जाता है। ऐसे में मरीज की एम.आर. आई. एवं सी.टी. स्कैन कराना जरूरी होता है।

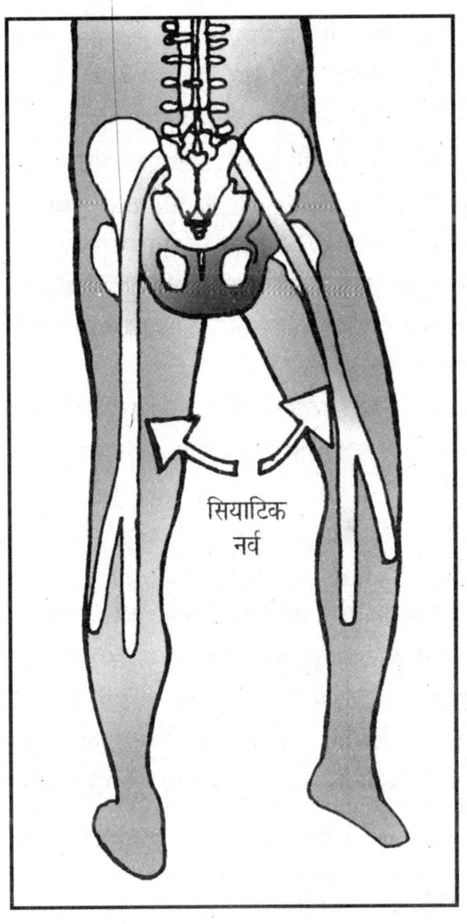


कई बार डिस्क हड्डी के कैनाल के बीच में आ जाती है। इससे दोनों पैरों में दर्द, सुन्नपन और कमजोरी जैसी समस्याएँ उत्पन्न होती हैं। डिस्क के ज्यादा बाहर निकल जाने पर पेशाब करने में रुकावट पैदा होती है, बहुत तेज दर्द हो सकता है और रोगी चलने–फिरने में असमर्थ हो जाता है। ऐसे में मरीज की एम.आर.आई. एवं सी.टी. स्कैन जरूरी होता है।

## स्लिप डिस्क

कमर दर्द का एक मुख्य कारण स्लिप डिस्क है। स्लिप डिस्क की बीमारी आमतौर पर 50 वर्ष से अधिक उम्र के लोगों को ही होती है। इससे पुरुष तथा महिलाएँ समान रूप से प्रभावित होते हैं। कुछ लोगों की डिस्क जल्दी ही क्षतिग्रस्त हो जाती है। इसका मुख्य कारण कुपोषण और धूम्रपान है। धूम्रपान से डिस्क को पोषित करनेवाली रक्तनलियों में सिकुड़न और

रक्त प्रवाह में व्यवधान पैदा हो जाता है। इसी तरह मोटे लोगों में रीढ़ को सामान्य से अधिक बोझ उठाना पड़ता है, जिसके कारण उनकी डिस्क भी जल्दी क्षतिग्रस्त होती है। हालाँकि डिस्क को उम्र के प्रभाव से बचाया नहीं जा सकता, लेकिन उचित खान–पान, धूम्रपान से परहेज तथा वजन को नियंत्रित रखकर डिस्क को जल्दी क्षतिग्रस्त होने से बचाया जा सकता है।

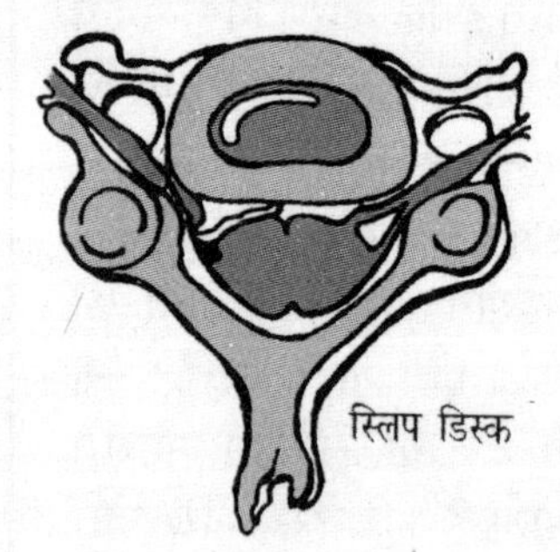
स्लिप डिस्क

स्लिप डिस्क में पीठ के निचले हिस्से में दर्द होता है, इसका कारण डिस्क के पानी का बाहर निकलकर मेरुदंड के निकट की नाड़ियों पर दबाव डालना है। एक बार स्लिप डिस्क की समस्या हो जाने पर इसका निदान संभव नहीं है। इसका सबसे अच्छा उपचार पीठ की मांसपेशियों को मजबूत करना है, ताकि वे शरीर के भार को वहन कर सकें और रीढ़ की हड्डी पर अधिक दबाव न पड़े। इसके लिए ऑपरेशन का भी सहारा लिया जाता है। 50 वर्ष से अधिक उम्रवाले लोगों में कमर दर्द का एक कारण अस्थि संधिशोथ या ऑस्टियो आर्थराइटिस है। यह हड्डियों में होनेवाली अनवरत क्षति के कारण होता है और इसके उपचार के तौर पर वजन को घटाना जरूरी होता है। इसके अलावा नियमित व्यायाम से पीठ की मांसपेशियों को मजबूत करना होता है।

## ऑस्टियोपोरोसिस

कमर और पीठ दर्द का एक अन्य कारण ऑस्टियोपोरोसिस है। उम्र बढ़ने के साथ–साथ हड्डियों में लवण की मात्रा कम होती जाती है, जिससे हड्डियों को मजबूती प्रदान करनेवाले कैल्सियम और फॉस्फेट जैसे तत्त्वों की धीरे–धीरे कमी होती जाती है। इससे हड्डियाँ कमजोर और भुरभुरी हो जाती हैं। इसमें कशेरुका (वर्टिब्रा) के सिरे क्षतिग्रस्त होकर आपस में रगड़ खाने लगते हैं, जिससे रोगी को हिलने–डुलने पर बहुत दर्द होता है। आराम की अवस्था में भी दर्द बना रहता है। बिस्तर पर अधिक देर तक लेटने पर जकड़न हो जाती है। इसलिए रोगी को चलने–फिरने और आराम करने, दोनों ही स्थितियों में दर्द से राहत नहीं मिलती।

## हड्डी के संक्रमण

कमर और पीठ दर्द का एक मुख्य कारण हड्डी या डिस्क में संक्रमण है। गंभीर बैक्टीरियल संक्रमण होने पर बहुत तेज कमर दर्द होता है। हमारे देश में हड्डी की तपेदिक हड्डी का सबसे सामान्य संक्रमण है। आज रीढ़ की तपेदिक एवं रसौली कमर दर्द और गरदन के दर्द की प्रमुख समस्या बन गई है। तपेदिक के कारण होनेवाला कमर दर्द किसी भी पैर में जा सकता है। कमर एवं गरदन के सामान्य दर्द आराम करने पर ठीक हो जाते हैं, लेकिन स्पाइन तपेदिक के कारण उभरनेवाले कमर एवं गरदन के दर्द आमतौर पर आराम करने के बाद भी ठीक नहीं होते। बच्चों में कमर दर्द का एक मुख्य कारण तपेदिक है। इसके गंभीर होने पर स्पाइन में भी तपेदिक हो जाती है।

## रीढ़ की रसौली

तपेदिक की तरह रीढ़ की रसौली (ट्यूमर) भी कमर दर्द का प्रमुख कारण है। रसौली के कारण होनेवाला कमर दर्द तब तक ठीक नहीं होता जब तक कि रसौली का उपचार नहीं हो जाता।

स्पाइन की रसौली (ट्यूमर) रीढ़ अथवा स्पाइन के वर्टिब्रल बॉडी या स्पाइनल कैनाल के अंदर के ड्यूरल मेंब्रेन में हो सकती है। कभी–कभी ड्यूरल मेंब्रेन के अंदर भी ट्यूमर हो सकता है। स्पाइन में कैंसर युक्त अर्थात् मेनिनजियोमा और कैंसर रहित अर्थात् ग्लायोमा दोनों प्रकार के ट्यूमर हो सकते हैं। मेनिनजियोमा मेंब्रेन से होता है जबकि ग्लायोमा स्पाइनल कॉर्ड के अंदर होता है। स्पाइन के मेनिनजियोमा के लक्षण सामान्य कमर दर्द की तरह ही होते हैं। इसमें कमर दर्द बहुत धीरे–धीरे बढ़ता है और वर्षों तक चलता रहता है। एम.आर.आई. कराने पर ही इसका पता चलता है। कमर दर्द के 30 से 40 साल तक के ज्यादातर मरीजों में बिनाइल अर्थात् कैंसर रहित ट्यूमर तपेदिक या चोट की वजह से रक्त का थक्का बनना होता है। स्पाइन में कैंसर रहित ट्यूमर आमतौर पर कैंसरवाले ट्यूमर में नहीं बदलते; लेकिन कैंसर रहित ट्यूमर में लगातार जलन या खुजलाहट होने से या बिना जाँच किए उसमें सीधे–सीधे रेडियोथेरैपी देने से यह कैंसर ट्यूमर में बदल सकता है।

## कमर दर्द के अन्य कारण

हालाँकि करीब 60 से 70 प्रतिशत मामलों में सर्वाइकल के कारण एवं गरदन दर्द और डिस्क की गड़बड़ी के कारण कमर दर्द की समस्या होती है। लेकिन सर्वाइकल एवं लंबर स्पांडुलाइटिस के अलावा कुछ अन्य बीमारियाँ भी कमर एवं गरदन दर्द का कारण बन सकती हैं।

## स्पाइनल सिस्टीसरकोसिस

कई बार शरीर में पैदा होनेवाले अथवा खाने–पीने के दौरान कीड़े के अंडे भी कमर दर्द के कारण बन सकते हैं। ये अंडे कई बार रक्त के द्वारा स्पाइनल कॉर्ड के अंदर जाकर दब जाते हैं। वे स्पाइनल कार्ड के ऊतकों के अंदर जाकर पनपते रहते हैं और कमर दर्द का कारण बनते हैं। इसे स्पाइनल सिस्टीसरकोसिस रोग कहा जाता है।

## जन्मजात बीमारियाँ

कभी–कभी हड्डियों के आपस में जुड़ने जैसी जन्मजात बीमारियाँ भी कमर दर्द का कारण बनती हैं। हालाँकि 100 से 200 रोगियों में से एक को ही ऐसा होता है। इसे क्रेनियोवर्टिबल जैक्शन की एनामोली कहते हैं। आमतौर पर 25 से 30 साल तक इसके लक्षण नहीं उभरते हैं, लेकिन इसके बाद हलका झटका या हलकी चोट लगने पर इसके लक्षण उभरकर सामने आ जाते हैं। इसका उपचार केवल ऑपरेशन से ही संभव है।

बच्चों में कमर दर्द अकसर पैदाइशी कारणों से होता है। हड्डी के ठीक से नहीं बनने या पूरी तरह नहीं बनने, टेढ़ी बनने या नर्व के ऊपर जोर पड़ने से बच्चों में कमर दर्द हो सकता है। गर्भावस्था के दौरान गलत दवाइयों के सेवन से भी बच्चे की पीठ में फोड़े हो सकते हैं, जिसे मेनिनगोमाइलोसिस कहा जाता है। इसमें ऑपरेशन के बाद बच्चे में कमर दर्द हमेशा के लिए रह जाता है। बच्चों में कमर दर्द का एक मुख्य कारण गले में संक्रमण है। इसके अलावा बच्चों में रक्त कैंसर (ल्यूकेमिया) भी बहुत सामान्य है। इससे भी बच्चों को कमर दर्द हो सकता है। कभी–कभी बच्चों के गिरने से उनकी स्पाइन टेढ़ी हो जाती है या स्पाइन की मांसपेशियाँ टूट जाती हैं। ये कमर दर्द का कारण बन सकते है।

## कमर दर्द के लिए जाँच

कमर दर्द का उपचार शुरू करने के पहले कमर दर्द के कारणों का पता लगाना जरूरी है। इसके लिए चिकित्सक मरीज से कमर दर्द के इतिहास की पूरी जानकारी लेते हैं और कुछ शारीरिक परीक्षण कराने की सलाह देते हैं। मरीजों को चाहिए कि वे चिकित्सक को कमर दर्द के बारे में विस्तार से जानकारी दें। जैसे कमर दर्द के लिए पहले क्या–क्या उपचार किए गए, मरीज का स्वास्थ्य कुल मिलाकर कैसा है, क्या उसे पहले कोई बीमारी या चिकित्सकीय परेशानी रही है, क्या परिवार में कोई बीमारी चली आ रही है या पहले किसी को कोई बीमारी हुई है, क्या बच्चा कभी किसी दुर्घटना का शिकार हुआ है आदि। इसके अलावा कमर दर्द और अन्य परेशानियों के बारे में भी चिकित्सक को विस्तार से बताएँ—क्या किसी प्रकार की कमजोरी, सुन्नपन या झुनझुनी का अहसास होता है? मूत्र त्यागने में किसी तरह की दिक्कत होती है? अंडकोश की गतिविधि में कोई गड़बड़ी है? दर्द कब और कैसे शुरू हुआ? क्या दर्द अचानक शुरू हो गया? क्या कमर दर्द समय के साथ धीरे–धीरे बढ़ा? क्या हमेशा दर्द होता है या कुछ खास गतिविधियों के दौरान ही दर्द होता है? क्या रात को ज्यादा दर्द होता है? किन चीजों से आराम मिलता है और किन चीजों से दर्द बढ़ता है? डॉक्टर को बच्चे के खेलकूद की गतिविधियों का ब्योरा दें—बच्चा क्या खेलता है? वह कितना अभ्यास करता है? कैसी जगह पर अभ्यास करता है?

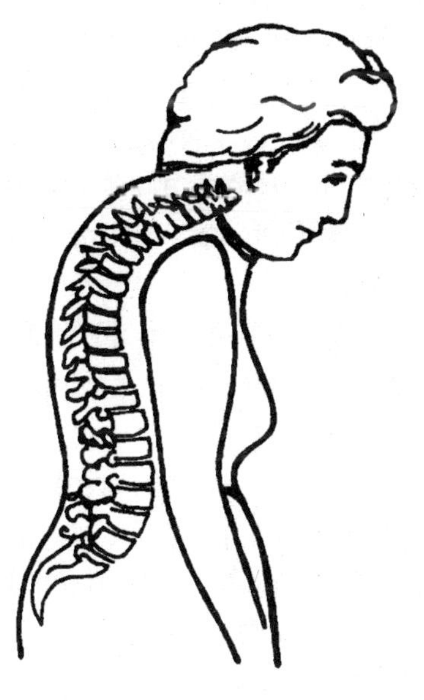

**शारीरिक परीक्षण**—चिकित्सक बच्चे के कमर दर्द के शारीरिक कारणों का पता लगाने के लिए बच्चे की मांसपेशियों और स्नायु तंत्र का निरीक्षण करते हैं। रीढ़ और कोशिकाओं का भी निरीक्षण–परीक्षण करते हैं। इसके अलावा वे बच्चे की शारीरिक मुद्राओं और उसके चलने–फिरने के तौर–तरीके का भी अध्ययन करते हैं। इस दौरान चिकित्सक यह भी देखते हैं कि वह

झुककर अपने पैर के अँगूठे को छू पाता है या नहीं, वह दाईं और बाईं ओर मुड़ सकता है या नहीं। चिकित्सक बच्चे को सीधा लिटाकर उसकी टाँग सीधी अवस्था में ऊपर उठाकर देखते हैं। यह प्रक्रिया बच्चे को उलटा लिटाकर भी की जा सकती है।

**जाँच परीक्षण**—उक्त परीक्षणों के अलावा कई बार एक्स–रे, सी.टी. स्कैन और एम.आर.आई. जैसी डायग्नोस्टिक इमेजिंग और रक्त–मूत्र जाँच जैसे लैब परीक्षणों की भी जरूरत पड़ सकती है।

**इमेजिंग**—डायग्नोस्टिक इमेजिंग के लिए निम्न उपकरणों का प्रयोग हो सकता है।

**एक्से–रे**—हड्डियों की स्थिति ज्ञात करने के लिए यह सबसे सुगम और सार्थक तरीका है। यह रेडियोग्राफर द्वारा किया जाता है। एक्स–रे एक फिल्म पर लिया जाता है तथा इससे सामान्यतया आप की हड्डी की सारी विकृतियों का पता चल जाता है। इससे डॉक्टर को उपचार करने में सहायता मिलती है। कमर दर्द में रीढ़ और और आस–पास के क्षेत्रों का विभिन्न कोणों से कई एक्स–रे चित्र लिया जा सकता है।

**बोन स्कैन**—यह एक्स–रे से ज्यादा संवदेनशील होता है। इसमें विशेष कैमरों के जरिए संक्रमण, ट्यूमर और फ्रैक्चर का पता लगाया जा सकता है।

**सी.टी. स्कैन**—यह विशेष एक्स–रे है, जो शरीर के भीतरी अंगों के त्रिआयामी चित्र प्रस्तुत करता है। इसे कंप्यूटेड टोमोग्राफी स्कैन (कैट स्कैन) भी कहा जाता है। इससे चिकित्सक रीढ़ में आई किसी गड़बड़ी तथा किसी तरह की कमी को अच्छी तरह से देख सकता है। सी.टी. स्कैन से कोमल ऊतकों, नर्व्स, डिस्क और इससे संबंधित दूसरे हिस्सों की भी तसवीरें मिलती हैं, जिससे यह पता चल जाता है कि चोट कहाँ और कितनी गहराई तक लगी है और इससे स्पाइन को कितनी हानि पहुँची है।

**एम.आर.आई.**—सी.टी. स्कैन की तरह एम.आर.आई. से भी कोमल ऊतकों, नर्व्स, डिस्क और इससे संबंधित दूसरे हिस्सों की भी तसवीरें मिलती हैं, जिससे यह पता चल जाता है कि चोट कहाँ और कितनी गहराई तक लगी है और इससे स्पाइन को कितनी हानि पहुँची है। लेकिन सी.टी. स्कैन की तुलना में एम.आर.आई. से सही–सही और अधिक जानकारी मिलती है। इससे यह पता चल जाता है कि किस नस पर कितना दबाव पड़ रहा है। एम.आर. आई. सी.टी. स्कैन से भी अधिक कारगर और सुरक्षित है। इससे स्पाइन के

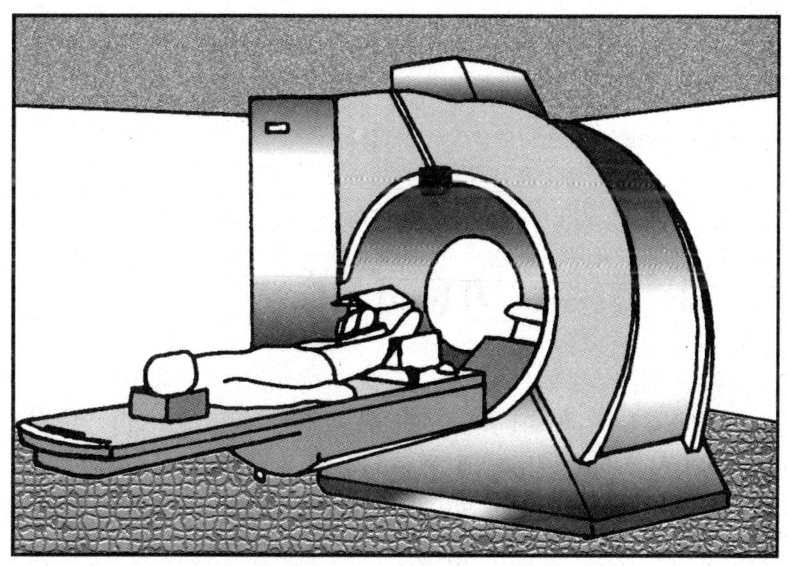

*एम.आर.आई. मशीन से मरीज के कमर की जाँच*

प्रत्येक भाग को प्रत्यक्ष तौर पर बारीकी से देखा जा सकता है। इससे रीढ़ के बाहरी हिस्से वर्टिब्रेट (मेरुदंड) में हुए फ्रैक्चर, डिस्क को हुई क्षति और चोट के कारण ऊतकों में हुए परिवर्तनों का भी पता लगाया जा सकता है। मैग्नेटिक रिसोनेंस इमेजिंग में रेडियो तरंगों का प्रयोग होता है।

उक्त उपकरणों के अलावा माइक्लोग्राफी, डिस्कोग्राफी, फैसेट अर्थोग्राम जैसी इंवैसिव तकनीकों, आइसोटो बोन स्कैन तथा नर्व कंडक्शन परीक्षण एवं ई.एम.जी. जैसे तरीकों का भी उपयोग किया जा सकता है। आज उन्नत तकनीकों के उपलब्ध होने के कारण इंवैसिव तकनीकें पुरानी पड़ चुकी हैं।

## प्रयोगशाला परीक्षण

**रक्त परीक्षण**—परीक्षण कई प्रकार के होते हैं। कुछ मरीजों को ज्यादा परीक्षण कराने की जरूरत पड़ सकती है, जबकि कुछ को कम। रक्त परीक्षण के लिए रक्त साधारणतया नाड़ी में से लिया जाता है, फिर इसे कई अलग–अलग शीशियों में डाल दिया जाता है। अलग–अलग शीशी के रक्त से भिन्न–भिन्न परीक्षण किए जा सकते हैं। कुछ परीक्षणों में कई दिन तथा सप्ताह भी लग सकते हैं। □

# गरदन दर्द

उम्र बढ़ने पर गरदन की हड्डी या उसकी डिस्क को कुछ–न–कुछ क्षति होती ही है और इस कारण हर व्यक्ति को अधिक उम्र होने पर किसी–न–किसी स्तर पर गरदन दर्द का सामना करना पड़ता है; लेकिन सोने, बैठने और चलने–फिरने के दौरान सही मुद्राएँ अपनाकर, गरदन के व्यायाम करके,

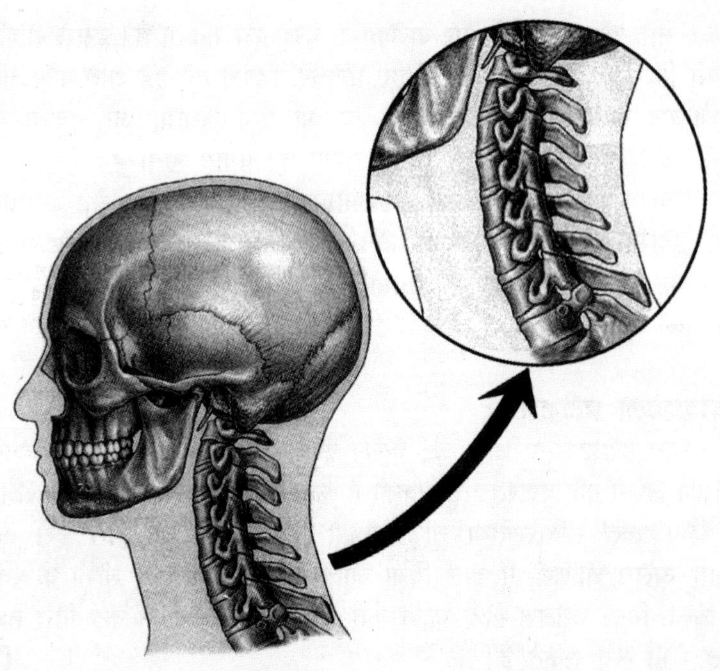

शारीरिक वजन पर नियंत्रण रखकर तथा धूम्रपान से परहेज करके गरदन दर्द से काफी हद तक बचा जा सकता है।

## गरदन दर्द के लक्षण

गरदन की डिस्क की समस्या किसी भी व्यक्ति को हो सकती है। कई बार इसके कोई तकलीफदेह लक्षण प्रकट नहीं होते हैं। डिस्क के घिस जाने या क्षतिग्रस्त हो जाने पर स्नायु की कार्यप्रणाली में भी बाधा आती है। उदाहरण के लिए, डिस्क के बाहरी हिस्से के घिसने के कारण भीतर के मुलायम पदार्थ बाहर आ सकते हैं। इसे हर्निएट डिस्क कहा जाता है। इससे वहाँ की स्नायु पर दबाव पड़ सकता है। इसके अलावा आस–पास की दो वर्टिब्रा आपस में रगड़ खा सकती हैं, जिससे स्नायु को नुकसान पहुँच सकता है। कई बार डिस्क से गुजरनेवाले स्पाइनल कॉर्ड पर दबाव पड़ सकता है। इन सभी कारणों से गरदन दर्द, सुन्नता, कमजोरी और गरदन को घुमाने में तकलीफ हो सकती है। फ्रैक्चर, ट्यूमर और संक्रमण के कारण भी गरदन की समस्याएँ हो सकती हैं। तनाव और उच्च रक्तचाप आदि विकार भी गरदन दर्द के कारण बन सकते हैं।

## गरदन दर्द के लिए जाँच

गरदन की तकलीफ होने पर कारणों की जाँच के लिए गरदन के एक्स–रे और एम.आर.आई. की जरूरत पड़ सकती है।

## गरदन दर्द का इलाज

गरदन की तकलीफ की शुरुआती अवस्था में आराम, गरदन के व्यायाम, स्टेरॉयड रहित एंटी इंफ्लामेट्री दवाइयाँ (एन.एस.ए.आई.डी.), सिंकाई और कॉलर की मदद से राहत मिलती है। सोते वक्त गरदन एवं सिर के नीचे पतला तकिया लेने से भी आराम मिलता है। कई बार गरदन की ट्रैक्शन की भी सलाह दी जाती है, लेकिन ट्रैक्शन किसी सुयोग्य चिकित्सक की देख–रेख में ही लगाना चाहिए और नियमपूर्वक व्यायाम करना चाहिए। बहुत अधिक दर्द होने पर स्पाइनल कॉर्ड के बाहर स्टेरॉयड अथवा एनेस्थेटिक दवाइयों के इंजेक्शन (इपीड्यूरल इंजेक्शन) दिए जा सकते हैं। इन उपायों से कोई लाभ न हो, तो फिर सर्जरी की जरूरत पड़ती है।

मौजूदा समय में माइक्रोडिस्केटोमी जैसी माइक्रोसर्जरी की मदद से डिस्क निकालना आसान हो गया है। कई मरीजों को माइक्रोडिस्केटोमी के अलावा अस्थि प्रत्यारोपण की तथा कई मरीजों को अस्थि प्रत्यारोपण और प्लेटिंग की भी जरूरत पड़ती है। आधुनिक तकनीकों की मदद से ऑपरेशन करने पर मरीज को दर्द कम होता है, अस्पताल में बहुत कम समय तक ही रहना पड़ता है तथा रोगी जल्द काम–काज कर सकता है। मौजूदा समय में कृत्रिम डिस्क का विकास हुआ है, जिसे निकाले गए डिस्क के स्थान पर लगाया जा सकता है। ऐसा करने पर गरदन की गतिशीलता बरकरार रहती है।

□

# दुर्घटनाएँ और कमर दर्द

दैनिक जीवन में होनेवाली दुर्घटनाओं के दौरान कमर को लगनेवाली चोट अस्थायी और स्थायी कमर दर्द का एक बड़ा कारण है। दुर्घटनाओं के कारण रीढ़ के किसी भी हिस्से को आघात पहुँच सकता है। चोट के कारण स्पाइनल कॉर्ड, कॉर्ड की झिल्लियों या आस–पास की हड्डियों पर असर पड़ सकता है। आस–पास की कोई हड्डी टूटकर स्पाइनल कॉर्ड पर या तो दबाव डाल सकती है या उसे काट सकती है। जब स्पाइन को गहरी चोट पहुँचती है तब कॉर्ड में हलके आघात से भी कॉर्ड की बनावट में भारी गड़बड़ी आ सकती है और रक्तस्राव हो सकता है। मध्यम किस्म की सूजन से आस–पास के अंगों में रक्त प्रवाह में बाधा पहुँच सकती है। जब चोट बहुत गंभीर नहीं होती है तब हमारा शरीर चोट, सूजन और रक्तस्राव को अपने आप ठीक करने की चेष्टा करता है।

दुर्घटनाओं के दौरान रीढ़ के जिस हिस्से को चोट लगती है या जिस हिस्से पर असर पड़ता है वहाँ से नीचे का हिस्सा लकवाग्रस्त हो जाता है।

शरीर के किसी भाग या अंग के लकवाग्रस्त होने से उस अंग की न केवल संवेदन क्षमता चली जाती है, बल्कि रोगी उस अंग को हिलाने–डुलाने या उससे कोई काम लेने में असमर्थ रहता है। यही नहीं, मरीज मल–मूत्र पर भी नियंत्रण नहीं रख पाता। यहाँ तक कि यौन संबंध स्थापित करने की उसकी ताकत भी समाप्त हो जाती है। इस तरह से मरीज पूरी तरह अपाहिज हो जाता है।

रीढ़ (स्पाइन) के गरदनवाले हिस्से में फ्रैक्चर होने पर गरदन के नीचे का हिस्सा लकवाग्रस्त होकर काम करना बंद कर देता है। इससे धड़, दोनों हाथ एवं पैर को हिलाने–डुलाने और उनसे एहसास करने, मल–मूत्र एवं शरीर के

तापमान पर नियंत्रण रखने और यहाँ तक कि संभोग करने की शक्ति समाप्त हो जाती है। दोनों हाथों एवं पैरों के लकवाग्रस्त होने की स्थिति को टेट्रा फीलिया कहा जाता है; लेकिन छाती, रीढ़ की हड्डी या कमर में चोट लगने पर धड़ एवं पैरों के प्रभावित होने की स्थिति को पैरा फीलिया कहा जाता है। इस स्थिति में हालाँकि हाथ तो काम करते हैं, लेकिन मल–मूत्र पर नियंत्रण रखने तथा यौन संबंध स्थापित करने की शक्ति चली जाती है। रीढ़ में फ्रैक्चर होने पर लगभग नब्बे प्रतिशत लोग हमेशा के लिए लकवाग्रस्त हो जाते हैं, केवल दस प्रतिशत लोग ही उचित उपचार के बाद सामान्य जीवन जी पाने के लायक हो पाते हैं।

ऐसे रोगियों की जाँच करके सबसे पहले यह पता लगाया जाता है कि स्पाइन के किस हिस्से में चोट लगी है। फिर उसका न्यूरोलॉजिकल (नर्व सिस्टम) टेस्ट किया जाता है, जिससे यह पता चल जाता है कि चोट कहाँ लगी है। उसके बाद उस जगह की स्पाइन का एक्स–रे किया जाता है। एक्स–रे से यह पता चल जाता है कि चोट कितनी गंभीर है। एक्स–रे में अगर इसका स्पष्ट पता नहीं चले तो सी.टी. स्कैन या एम.आर.आई. करने की जरूरत पड़ती है।

स्पाइन में चोट लगने के आठ घंटे के अंदर मरीज को मिथाइल प्रेगनिसिलॉन के इंजेक्शन से ही काफी फायदा हो जाता है; लेकिन अगर व्यक्ति चोट लगने के आठ घंटे बाद अस्पताल आए तो उसे इस इंजेक्शन से कोई फायदा नहीं होता है। स्पाइन में चोट से ग्रस्त सभी रोगियों को ऑपरेशन की जरूरत नहीं पड़ती। सी.टी. स्कैन और एम.आर.आई. से पता चल जाता है कि ऑपरेशन की जरूरत है या नहीं। मामूली चोट होने पर दवाइयों और व्यायाम से ही रोगी ठीक हो जाता है। लेकिन चोट गंभीर होने पर ऑपरेशन की जरूरत पड़ती है। चोट लगने से जो हड्डी टूट जाती है, वह अस्थिर हो जाती है और हिलती रहती है, जिससे रोगी को लगातार दर्द होता है। यह हड्डी आस–पास की हड्डियों और नाड़ियों पर दबाव डालती है, जिससे आस–पास की हड्डियों और नाड़ियों को भी क्षति पहुँच सकती है। इसलिए टूटी हुई हड्डी को ऑपरेशन से स्थिर करके सही जगह पर स्थापित कर दिया जाता है। इसके लिए रॉड, स्क्रू या प्लेटें डालकर हड्डी को हिलने से रोका जाता है और नाड़ी पर पड़नेवाले दबाव को भी ठीक किया जाता है।

अगर रोगी चोट लगने के बहुत देर बाद अस्पताल जाता है तो ऑपरेशन

करने से कोई फायदा नहीं होता। ऐसे रोगियों की लंबे समय तक चिकित्सा करनी पड़ती है। इस प्रकार के रोगियों को बिस्तर पर लिटाकर टूटी हड्डी को ऐसी अवस्था में रखा जाता है जिससे कि वह जुड़ जाए और स्पाइनल कॉर्ड को क्षति न पहुँचाए। इस अवस्था में रखने के लिए रोगी को हमेशा घुमाते रहना पड़ता है, क्योंकि एक ही स्थिति में रोगी को लिटाने से शय्या व्रण (बेड सोर) हो सकते हैं। शय्या व्रण हो जाने की स्थिति में इसे ठीक करने के लिए प्लास्टिक सर्जरी की जरूरत पड़ सकती है।

चूँकि स्पाइन में चोट लगने पर पेशाब रुक जाता है या निकलता रहता है, इसलिए कैथेटर डालकर पेशाब के ब्लाडर को नियंत्रित रखा जाता है, ताकि इसमें कोई संक्रमण न हो।

ऑपरेशन या लंबे समय तक आराम करने से उस स्पाइन की ताकत चली जाती है और वह स्थिर हो जाती है, इसलिए उसमें गति लाने की जरूरत पड़ती है। लेकिन इसके लिए पहले जिस मांसपेशी या अंग में ताकत होती है उसे फिजियोथेरैपी और व्यायाम से और भी मजबूत किया जाता है। फिर जिस अंग में ताकत नहीं होती है उसमें धीरे–धीरे गति लाई जाती है, ताकि ताकत आने पर वह सामान्य अवस्था में आ सके। इसके अलावा रोगी को मानसिक सहारे एवं सांत्वना की जरूरत होती है।

□

# महिलाओं में कमर दर्द

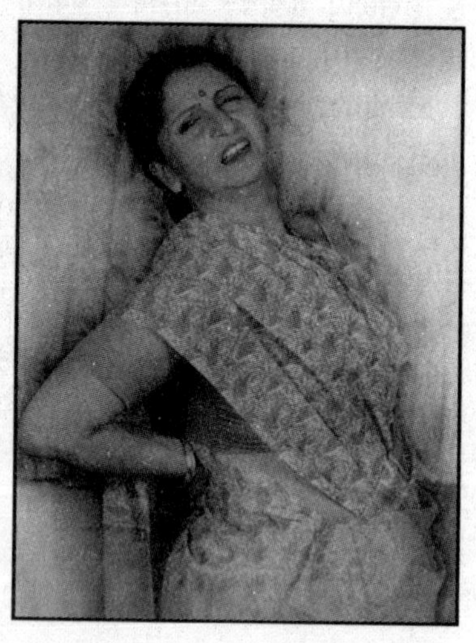

पुरुषों की तुलना में महिलाएँ कमर दर्द से अधिक पीड़ित रहती हैं। हालाँकि महिलाओं में यह समस्या अधिक होने के लिए उनकी शारीरिक संरचना एवं काम–काज की प्रकृति के अलावा जैविक कारण भी जिम्मेदार हैं। मौजूदा समय में महिलाओं में बढ़ता फैशन भी उनके कमर दर्द के लिए काफी हद तक जिम्मेदार है। आज आधुनिक एवं पढ़ी–लिखी महिलाएँ अपने को छरहरा एवं खूबसूरत दिखाने के लिए ऊँची एड़ी की चप्पल–जूतियों का अधिकाधिक प्रयोग करती हैं। लेकिन इन महिलाओं को शायद ही पता है कि उनका यह दिखावापन उनकी नाजुक कमर के लिए घातक साबित होता है। ऊँची एड़ी के जूते–चप्पलों का प्रयोग महिलाओं में कमर दर्द का प्रमुख कारण है। ऊँची एड़ी के जूते–चप्पल पहननेवाली महिलाओं के कमर दर्द से अधिक पीड़ित होने का कारण यह है कि ऐसे जूते–चप्पल पहनने से शरीर का संतुलन बिगड़ जाता है, जिससे कमर में खिंचाव पैदा होता है। इसके अलावा इससे रीढ़ पर भी अधिक दबाव पड़ता है। गर्भवती महिलाओं के आखिरी महीनों में होनेवाले पीठ एवं कमर दर्द का भी कारण यही है। गर्भावस्था में भ्रूण का भार कटि–क्षेत्र को आगे की ओर झुका देता है, जिससे पीठ एवं कमर पर अधिक दबाव पड़ता है।

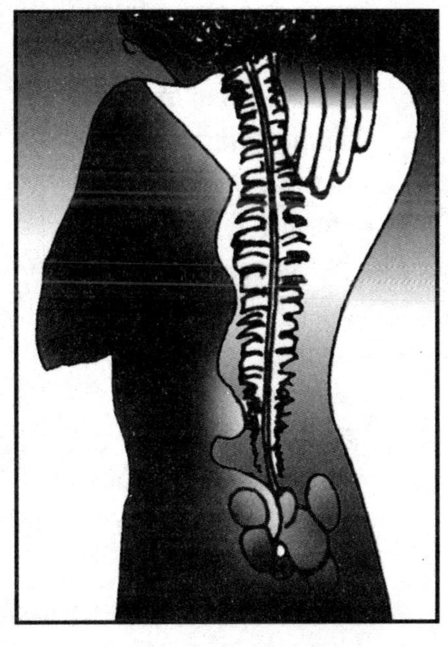

महिलाओं में कमर दर्द के मुख्य जैविक कारणों में पेल्विक इंफ्लामेंट्री डिजीज प्रमुख है। इसमें बच्चेदानी या अन्य प्रजनन अंगों में कोई छोटे संक्रमण के कारण नर्व में सनसनाहट होती रहती है और इसकी वजह से कमर दर्द होता है। महिलाओं में कमर दर्द के अन्य सामान्य कारण ऑस्टियोपोरोसिस, पेल्विक कैविटी के अंदर संक्रमण, माहवारी में गड़बड़ी, बच्चेदानी के ऊपर सूजन आदि शामिल हैं। ऐसी स्थिति में महिला रोग विशेषज्ञ से जाँच कराने तथा उसमें कोई खराबी नहीं आने पर एम.आर.आई. कराने पर पता चल जाता है कि किस नर्व के ऊपर दबाव है या कौन सी नर्व कमर दर्द का कारण बन रही है। ऐसे में नर्व को दबानेवाली डिस्क के हिस्से को काटकर निकाल दने से कमर दर्द ठीक हो जाता है। कभी–कभी स्तन कैंसर के रोगियों में उसकी मेटास्टेसिस कमर में चली जाती है, जिससे कमर दर्द होने लगता है।

## महिलाएँ और कमर दर्द—आँकड़े, प्रभाव और गंभीरता

लगभग 41 प्रतिशत से ज्यादा महिलाएँ कमर दर्द से पीड़ित हैं। करीब एक करोड़ महिलाएँ हर साल कमर दर्द से ग्रस्त होती हैं।

- लगभग 80 प्रतिशत महिलाओं का कमर दर्द एक साल से अधिक पुराना है।
- सभी आयु वर्ग की महिलाएँ कमर दर्द से प्रभावित हैं, लेकिन 16 से 24 वर्ष के आयु वर्ग की हर तीसरी महिला और 45 से 64 आयु वर्ग की हर दूसरी महिला कमर दर्द से पीड़ित है।
- बाल्यावस्था और वृद्धावस्था में पुरुषों के मुकाबले महिलाओं को कमर दर्द की शिकायत अधिक होती है।

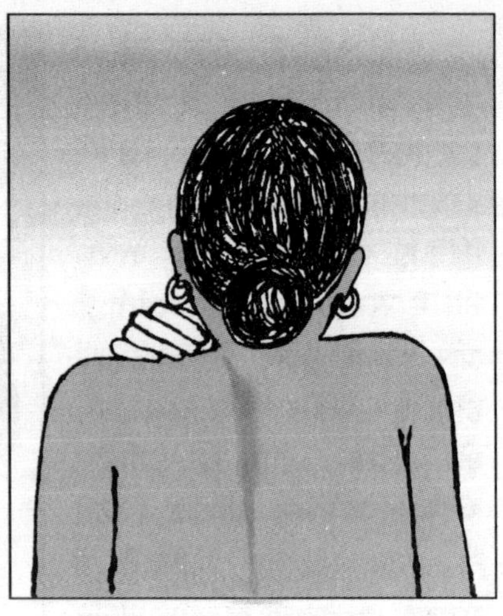

- पुरुषों के मुकाबले महिलाओं में कमर दर्द अधिक समय तक बना रहता है। पुरुषों को छोटे समयांतराल के लिए और तेज दर्द होता है।
- महिलाओं में कमर दर्द का एक प्रमुख कारण मासिक धर्म है।
- गर्भावस्था और बच्चे की देखभाल भी महिलाओं को कमर दर्द का शिकार होने में सहायक होती है। अमेरिकी अध्ययन के अनुसार 40 से 60 प्रतिशत गर्भवती महिलाएँ कमर दर्द का शिकार होती हैं।
- पुरुषों में कमर दर्द अकसर किसी चोट का परिणाम होता है, लेकिन महिलाओं के कमर दर्द का कारण लगातार लंबे समय तक चलनेवाले काम–काज हैं, जिनमें घरेलू काम–काज और बच्चों की देखभाल आदि शामिल हैं।
- मोटरगाड़ियों की दुर्घटनाओं में पुरुषों के मुकाबले महिलाओं को कमर दर्द से पीड़ित होने की आशंका अधिक होती है। पुरुषों की तुलना में महिलाओं को स्वास्थ्य लाभ भी देर से होता है।
- महिलाओं में कमर दर्द होने का मुख्य कारण घर में उनका भारी वजन की चीजें उठाना है।

## काम और कमर दर्द

कमर दर्द का शिकार कामकाजी महिलाओं में से केवल 17 प्रतिशत महिलाएँ ही अपनी कमर की देखभाल के प्रति जागरूक होती हैं या उन्हें सही प्रशिक्षण प्राप्त होता है।

- स्वास्थ्य और सुरक्षा विशेषज्ञों की नजर में काम–काज के तौर–तरीके कमर की समस्याओं से बहुत करीब से जुड़े हैं और यह कमर दर्द को उत्पन्न करने या गंभीर बनानेवाला दूसरा सबसे बड़ा कारण है।

- स्वास्थ्य सेवा, होटल, केटरिंग, बैंकिंग, वित्त और बीमा उद्योगों में काम करनेवाली महिलाओं को कमर दर्द की ज्यादा आशंका होती है।
- नर्सें सबसे ज्यादा कमर दर्द की शिकार हो सकती हैं। हर वर्ष 80 हजार नर्सें कमर दर्द की समस्या से पीड़ित हो जाती हैं, जिनमें से 36 सौ नर्सें कमर दर्द से इस कदर गंभीर रूप से ग्रस्त होती हैं कि उन्हें नौकरी छोड़ने पर मजबूर होना पड़ता है।
- कामकाजी महिलाओं को होनेवाले कमर दर्द के कारण हर साल चार करोड़ 40 लाख कार्य दिवस की हानि होती है।

कमर दर्द लिंग विशेष पर आधारित नहीं होता, इसके बावजूद कुछ बातें हैं, जो महिलाओं और कमर दर्द में रिश्ता उत्पन्न करते हैं।

**काम**—महिलाओं को उनका काम ही कमर दर्द की शिकार होने का खतरा बढ़ाता है।

- ऐसे काम जिनमें धकेलना, खींचना या शरीर को अधिक घुमाने की जरूरत पड़ती है, जैसे—सुपरमार्केट का निरीक्षण कार्यकर्ता, उत्पादन क्षेत्र के कार्यकर्ता, सफाई कर्मचारी और मशीन चलानेवाले।
- दुकानों और फैक्टरियों के कार्यकर्ता, टेलीफोन/कॉल सेंटर कर्मचारी या बैंक कर्मचारी, जिन्हें लंबे समय तक खड़े या बैठे रहना पड़ता है।
- वजन उठाना, मुड़ना, खिंचाववाले काम जो नर्सों, बच्चों की देखभाल और सामाजिक कार्यकर्ता तथा छोटे बच्चों की अध्यापिका को करने पड़ते हैं।
- कम वेतन और कार्य संतुष्टि का नीचा स्तर—आमतौर पर महिलाएँ पुरुषों से कम कमाती हैं, वे पार्ट टाइम काम करती हैं और बच्चों की जिम्मेदारी की वजह से उनकी रोजगार संभावनाएँ कम होती हैं।

**घर**—यहाँ भी महिलाएँ ज्यादातर काम स्वयं ही करती हैं—

- खरीदारी—भारी वजन उठाना,
- सफाई—झुकना, मुड़ना, धकेलना, खींचना,
- कपड़ों पर स्त्री—खड़े रहना और मुड़ना।

## महिला स्वास्थ्य

कमर दर्द को बढ़ावा देनेवाले कारक—

- गर्भधारण—हार्मोन और अन्य शारीरिक बदलाव,

- छोटे बच्चों की देखभाल—स्तनपान कराना, नहलाना, उठाना,
- मासिक धर्म,
- रजोनिवृत्ति और ऑस्टियोपोरोसिस का खतरा।

**फैशन**—महिलाओं से उम्मीदें और उनपर दबाव—

- पैरों को लंबा दिखने के लिए ऊँची एड़ी की सैंडिल से कमर पर काफी तनाव और नुकसान पहुँचता है।
- छरहरा दिखने की कवायद में चुस्त कपड़े सही चाल–ढाल पर असर डालते हैं।

## महिलाएँ, परिवार और समाज

**समानता**—

- बीमार होने के बावजूद महिलाएँ अपने परिवार की देखभाल करती हैं और अकसर परिवार की स्वास्थ्य परामर्शदाता व निर्णयकर्ता भी होती हैं, जो घर की खरीदारियों, जैसे—दवाएँ, फर्नीचर आदि का निर्णय करती हैं।
- मित्रों की जरूरत पड़ने पर महिलाएँ ही व्यावहारिक या भावनात्मक सहायता करती हैं।
- देखभाल करनेवाले लोगों में और दूसरे की स्वास्थ्य–देखभाल और अच्छी सेहत हेतु परामर्शदाताओं में महिलाएँ ही ज्यादा होती हैं।
- महिलाओं को कमर दर्द से बचाव और कमर की अच्छी देखभाल की सलाह पुरुषों व बच्चों पर भी लागू होती है।

□

# बच्चों में कमर दर्द

बच्चों का कमर दर्द वयस्कों के कमर दर्द की तरह नहीं होता है। वयस्कों के विपरीत बच्चों में होनेवाला कमर दर्द गंभीर अंदरूनी गड़बड़ी का संकेत हो सकता है। चार वर्ष से कम उम्र के बच्चों को कमर दर्द होना किसी बड़ी गड़बड़ी का संकेत हो सकता है। कम उम्र के कुछ बच्चों को कमर दर्द के साथ बुखार, वजन घटने, कमजोरी, सुन्नपन, चलने–फिरने में परेशानी, दर्द का एक या दोनों पैरों में नीचे उतरते जाना, आँत या ब्लाडर की गड़बड़ी, अनिद्रा और कमर के बीच या निचले हिस्से की मांसपेशियों में तनाव जैसी समस्याएँ होती हैं। बच्चों को कमर के निचले हिस्से में होनेवाला यह दर्द हेमस्ट्रिंग अर्थात् जाँघ के पीछे की मांसपेशियों के सख्त होने और पेट की मांसपेशियों के कमजोर होने से जुड़ा होता है। इन किशोरों को हेमस्ट्रिंग को लचीला बनानेवाली और पेट की मांसपेशियों को मजबूत बनानेवाले व्यायामों से आराम होता है। ज्यादा गंभीर कारणों से होनेवाले कमर दर्द की तत्काल पहचान एवं समुचित उपचार की आवश्यकता होती है, अन्यथा समस्या अधिक गंभीर हो सकती है।

## बच्चों का बस्ता और कमर दर्द

प्रतिवर्ष लाखों बच्चे स्कूल में किताबों से भरे बस्ते लादकर आते–जाते हैं। अभिभावकों को यह जानना बहुत जरूरी है कि बच्चे की पीठ पर लदा भारी बस्ता उनकी पीठ पर अत्यधिक दबाव डालकर कमर दर्द पैदा कर सकता है। कुछ दिशा–निर्देशों का पालन करके और अपना सामान्य ज्ञान प्रयोग करके इस तरह की समस्या से बचा जा सकता है।

## कमर की बस्ते के प्रति प्रतिक्रिया

अगर बस्ता अधिक समय तक कंधे पर रहे तो इसका दुष्परिणाम कमर को भुगतना पड़ता है। भारी बस्ते निम्नलिखित समस्याएँ उत्पन्न कर सकते हैं—

- भारी बस्ते से चलने–फिरने के दौरान बच्चे का संतुलन बिगड़ने और गिरने की आशंका अधिक होती है।
- बस्ते कंधे, पीठ, कमर के निचले हिस्से और छाती पर अतिरिक्त दबाव डालते हैं। इससे रीढ़ व पसलियों में दर्द उत्पन्न होता है।
- कंधों का झुकाव।

आदतन बस्तों को एक कंधे पर ढोने से इस असामान्य वजन की भरपाई के लिए मांसपेशियों पर अत्यधिक दबाव और खिंचाव आता है। यह रीढ़ को विपरीत दिशा में झुका देता है, जिससे कमर के मध्य भाग पर तनाव, पसलियों और कमर के निचले भाग का एक तरफ से दूसरी तरफ ज्यादा झुकाव होता है। मांसपेशियों का यह असंतुलन मांसपेशियों में क्षति, मांसपेशियों की जकड़न तथा थोड़े समय में कमर दर्द, और यदि ठीक उपचार न किया गया तो भविष्य में जिंदगी में कमर की समस्याओं में तेजी से वृद्धि होगी। यह वजन गरदन की मांसपेशियों में खिंचाव पैदा करता है, जिससे गरदन, सिर और बाँहों में दर्द पैदा होता है।

## बस्तों पर किया गया चिकित्सकीय शोध

इस मुद्दे पर उपलब्ध चिकित्सकीय साहित्य पर विचार करने पर पता चलता है कि इसमें पीठ पर बस्ते ढोनेवाले बच्चों के लिए कमर दर्द से बचने के लिए उपायों की अनुशंसा की गई है। हालाँकि यह साहित्य बताता है कि भारी बस्ते होने से बच्चों को चोटें उभरने की बहुत कम संभावना होती है।

- कई चिकित्सकों का सुझाव है कि बस्तों का वजन बच्चों के वजन के 10-15 प्रतिशत तक रहना चाहिए। हालाँकि इनका मानना है कि यह सुझाव किसी वैज्ञानिक शोध पर आधारित नहीं है।
- एक शोध आलेख में बस्तों और कमर दर्द के बीच कोई रिश्ता नहीं होने की बात कही गई और शोधकर्ता ने बच्चों के बस्तों के बारे में किसी प्रकार के दिशा–निर्देश देने में कोई रुचि नहीं दिखाई।
- एक शोध आलेख में बच्चे के बस्ते ढोने और रीढ़ की विकृति में संबंधों

की खोज की गई। इसमें यह नहीं बताया गया कि जो बच्चे भारी बस्ते ढोते हैं क्या उनमें लंबे समय की रीढ़ विकृति आती है।

## बस्ते से होनेवाले कमर दर्द से बचाव के उपाय

हालाँकि इस बारे में बहुत कम अध्ययन किया गया है और उपलब्ध चिकित्सकीय साहित्य में किसी विशेष दिशा–निर्देश की बात नहीं कही गई है, लेकिन अभिभावक अपने सामान्य ज्ञान और थोड़ी सी सावधानी बरतकर अपने बच्चों को बस्तों के कारण होनेवाले कमर दर्द के खतरों से बचा सकते हैं।

## बस्तों की बनावट पर ध्यान दें

- बस्तों का निर्माण हलकी सामग्री से हुआ हो (चमड़े के बजाय कैनवस)।
- गद्दीदार चौड़े (2 इंच) तथा इच्छानुसार व्यवस्थित किए जा सकनेवाले दो फीते हों।
- अलग–अलग खाने बने हों।
- बस्ते के वजन को कंधे, पीठ और कमर के नीचे तक स्थानांतरण या बाँटे जा सकने में बेल्ट या फीते सहायक होते हैं, जैसे—कमर की बेल्ट, हिप बेल्ट आदि।
- पहिए लगे हों तो अति उत्तम।

## अपने बच्चों को बस्ता टाँगने और उसका वजन सँभालने के सही तरीकों से अवगत कराएँ

- कंधों के बजाय बस्ते का वजन पीठ पर रखें और दोनों फीतों का प्रयोग करें।
- सबसे भारी चीज को सबसे पहले रखें, ताकि वह कमर के पास रहे।
- बस्ते में चीज इस प्रकार लगाएँ कि वजन संतुलित रहे और चलने या हिलने–डुलने में वजन एक से दूसरी तरफ न जाए।
- बस्ते के फीतों को ऐसे व्यवस्थित करें कि बस्ता बच्चे की पीठ से इस प्रकार चिपका रहे कि वह कमर के दो इंच ऊपर हो तथा बस्ते का ऊपरी भाग बस्ते को कमर से नीचे पुट्ठों तक न लटकने दे।
- बस्ते को उठाते समय उसे शरीर के पास रखें और उठाने में पैरों की मांसपेशियों का प्रयोग करें, न कि अपनी मुड़ी हुई बाँहों का।

- चलते समय आगे की ओर न झुकें। अगर आगे झुकना जरूरी हो तो बस्ता जरूर उतार दें।
- बस्ते के वजन पर हमेशा निगरानी रखें।
- अगर बच्चे को कोई परेशानी या असुविधा हो तो वजन तुरंत घटा दें।
- बच्चे के वजन के अनुसार बस्ते का वजन रखने की कोशिश करें।
- अमेरिकन फिजिकल थेरैपी एसोसिएशन के अनुसार यह 15–20 प्रतिशत तक होना चाहिए और अमेरिकन कीरोप्रैक्टिक एसोसिएशन की सलाह 5–10 प्रतिशत तक है।
- अपने बच्चे को समझाएँ कि केवल जरूरी किताबें ही लेकर जाए और अनावश्यक वस्तुओं को घर ही छोड़ दे।
- बच्चे को सप्ताह में एक बार अपना बस्ता साफ करने की हिदायत दें। इस मामले में अत्यंत सजग अभिभावक बनें।
- बच्चे को किसी भी प्रकार के कमर दर्द की शिकायत के बारे में पूछताछ करते रहें।
- बच्चे की उसकी जरूरत के हिसाब से यथासंभव छोटा बस्ता चुनने में मदद करें।
- अध्यापक से सलाह लें कि कैसे रोजाना किताबें लाने–ले जानेवाला वजन कम किया जा सके। कक्षा में पढ़ाई के लिए किताबों का एक सेट वहीं रखे और भारी किताबें घर पर ही छोड़ दें। गृहकार्य के पाठों की फोटोकॉपी करा लें जो घर लाना आवश्यक है।
- बाजार में परंपरागत बस्तों के स्थान पर कई नए और अधिक सुविधाजनक बस्ते उपलब्ध हैं, उनका प्रयोग भी किया जा सकता है।

स्कूल जाने का मतलब यह नहीं कि वे कमर का दर्द मोल लें। लेकिन जो बच्चे भारी–भारी बस्ते लेकर स्कूल जाते हैं, उन्हें कमर दर्द के उपचार के लिए डॉक्टर के पास भी जाना पड़ सकता है। स्कूलों में बच्चों के अत्यधिक भारी बस्ते ने आजकल बहुत ध्यान खींचा है। अभिभावकों से लेकर स्कूल प्रसाशन तक सभी ने इसके औचित्य पर आवाज उठाना शुरू कर दिया है। अमेरिका में किए गए एक अध्ययन के अनुसार वर्ष 2000 में भारी बस्तों के कारण पैदा कमर दर्द से ग्रस्त 13 हजार से ज्यादा बच्चों को अस्पतालों में भरती कराना पड़ा।

भारी स्कूली बस्तों को ढोने से बच्चों की रीढ़ और कंधों पर काफी दबाव

पड़ता है। इससे मांसपेशियों में तनाव और थकावट की समस्या पैदा होती है। भारी वजन से कुछ बच्चों में गलत तरीके से खड़े होने या चलने की आदत पड़ सकती है।

अमेरिका के नेशनल इंज्युरी प्रिवेंशन मिशन के तहत निम्न दिशा–निर्देश जारी किए गए—

1. भारी बस्तों के लिए लंबे फीतों का प्रयोग करें।
2. बस्तों के पीछे और चौड़े फीतों में गद्देदार पैड का प्रयोग करें।
3. बस्ते के दोनों फीते मजबूती से कसे हों, ताकि बस्ता बच्चे की कमर से दो इंच ऊपर रहे।
4. कमर की मांसपेशियों को दुरुस्त रखने के लिए व्यायाम आवश्यक है।
5. बच्चा अगर कमर दर्द की शिकायत करे तो तत्काल हड्डी रोग विशेषज्ञ से सलाह लें।
6. बच्चे को भारी बस्ते एवं वजन उठाने के सही तरीके सिखाएँ। जब भी बच्चा भारी बस्ता उठाए तो अपने दोनों घुटनों को मोड़े। सबसे भारी सामान को अपनी पीठ के बिलकुल पास रखे। माताएँ बस्तों को ढंग से व्यवस्थित करें और उसमें चीजें रूटीन से लगाएँ। कक्षाओं के बीच अपने लॉकर में किताबें बदलते रहें। जहाँ तक संभव हो पहिएवाले बस्ते खरीदें। घर के लिए किताबों का अलग सेट खरीदें।

## किशोरों में कमर दर्द

अमेरिकन जर्नल ऑफ स्पेडिमिलॉजी के एक हाल के अध्ययन के अनुसार किशोरों में लंबी अवधि का कमर दर्द उत्पन्न करने में धूम्रपान का महत्त्वपूर्ण योगदान है। पहले किए गए अध्ययनों में देखा गया था कि वयस्कों में कमर दर्द की शिकायत काफी पहले के किसी कारण की वजह से थे, इसलिए किशोरावस्था में यदि कमर दर्द से बचाव पर ध्यान दिया जाए तो आनेवाले समय में दर्द से छुटकारा मिल सकता है। शोधकर्ताओं ने दर्द उत्पन्न करनेवाले विभिन्न कारकों का अध्ययन किया—उम्र के साथ तीव्र शारीरिक बढ़त, लचीलेपन की कमी, उदरीय सुदृढ़ता की कमी, शारीरिक गतिविधियों से संबंधित कार्य, मानसिक स्वास्थ्य और धूम्रपान।

हाई स्कूल के 502 विद्यार्थियों का एक वर्ष तक अध्ययन किया गया। उनसे प्रश्नावली द्वारा शारीरिक मापदंड के आँकड़े एकत्र किए गए। लगभग 17

प्रतिशत छात्रों ने हलके कमर दर्द की बात कही। उम्र के साथ तेजी से शारीरिक विकास (लगभग दो इंच प्रत्येक छह माह में) दर्द का सबसे ज्यादा देखा जानेवाला कारक रहा। यह दर्द विकसित होने की संभावना को तीन गुना कर देता है। लेकिन दर्द विकसित होने के बाकी सभी बड़े कारकों, जैसे—धूम्रपान, व्यायाम करना और पैरों की महत्त्वपूर्ण बड़ी मांसपेशियों में लचीलेपन की कमी से बचाव किया जा सकता है। अपने किशोरों को कमर दर्द की समस्या से बचाने का सबसे पहला कदम उन्हें सही जानकारी देना है। उन्हें इस समस्या के उत्पन्न होने के कारकों के बारे में जानकारी देते हुए आनेवाले समय में उन्हें हो सकनेवाली परेशानियों के प्रति सावधान करना चाहिए। इसके अलावा यह भी ध्यान रखें कि वे कुछ सामान्य नियमों का पालन करें। व्यायाम शुरू करने से पूर्व अपनी टाँगों की मांसपेशियों को यथाआवश्यक खिंचाव दें। अगर वजन उठाते हैं या वेट लिफ्टिंग करते हैं तो हमेशा सही तकनीकों व तरीकों का प्रयोग करें और कभी भी सीमा से ज्यादा न करें।

## वयस्कों और बच्चों में कमर दर्द

वयस्कों में कमर दर्द की शिकायत आम है, लेकिन बच्चे अपेक्षाकृत कुछ ज्यादा लचीले होते हैं और उन्हें बड़ों जैसी कमर की चोटों का शिकार होने का खतरा कम होता है। चिकित्सकीय दृष्टि से महत्त्वपूर्ण कमर दर्द के मामले बच्चों और किशोरों में कम ही देखने को मिलते हैं और कम उम्र के बच्चों में तो यह संख्या बहुत ही कम है। चूँकि बच्चों और किशोरों में कमर दर्द की शिकायत बहुत ही कम देखी जाती है, इसलिए यदि कोई बच्चा या किशोर पुराने या तीव्र कमर दर्द की शिकायत करता है तो बाल रोग विशेषज्ञ इसे बड़ी गंभीरता से लेते हैं। इन मामलों में बच्चे की चिकित्सीकीय इतिहास पर विस्तार से गौर करने के साथ–साथ उसका विस्तृत शारीरिक परीक्षण किया जाता है।

दर्द की शंका या दर्द से जुड़े किसी महत्त्वपूर्ण कारक के होने से रेडियोलॉजिकल अध्ययन (एक्स–रे, एम.आर.आई. आदि) और संभवतः आगे के परीक्षणों और जाँचों के लिए विशेषज्ञों से मिलने की सलाह भी दी जा सकती है।

बच्चों और किशोरों में कमर दर्द की समस्या का सबसे सामान्य कारण आयु से जुड़ा होता है।

## छोटे बच्चों में कमर दर्द

छोटे बच्चों में बड़े बच्चों और वयस्कों की भाँति उनकी रीढ़ पर भारी तनाव होने की संभावना बहुत ही कम होती है। इसलिए ज्यादातर मामलों में छोटे बच्चों में कमर दर्द की समस्या नहीं होती या बहुत ही कम समयावधि की होती है। इसके अलावा छोटे बच्चे अपनी गतिविधियों को सीमित रखते हैं, अर्थात् जिन गतिविधियों में उन्हें दर्द की अनुभूति होती है, वे उन गतिविधियों को नहीं दोहराते। इसलिए यदि उन्हें कमर दर्द होता भी है तो उसके जल्दी ठीक होने की ज्यादा संभावना होती है।

कम उम्र में यदि बच्चे को कमर दर्द की समस्या है तो यह गंभीर स्थितियों की ओर इशारा कर सकता है, जैसे—रीढ़ में ट्यूमर वृद्धि या रीढ़ में कोई संक्रमण। इसलिए बच्चों को दोबारा चोट न लगने के बाद भी यदि कमर दर्द बना रहता है या किसी घातक प्रक्रिया (संक्रमण या ट्यूमर) के लक्षण नजर आते हैं तो बच्चे को असामान्य स्थिति में माना जाता है और आगे की चिकित्सकीय जाँच एवं परीक्षणों की सलाह दी जाती है।

## बड़े बच्चों में कमर दर्द

बड़े बच्चे अपने खेलों और गतिविधियों में ज्यादा गतिशील और आक्रामक होते हैं, इसलिए उन्हें चोट का खतरा ज्यादा रहता है। चोटें उनकी हड्डियों, नसों और रीढ़ की कोमल ऊतकों से जुड़ी हो सकती हैं। अकसर किशोर अपने शरीर की सीमाओं को पहचानने की कोशिश करते हैं। ये चीजें वे टी. वी. पर व्यावसायिक विज्ञापनों में दिखाई गई चीजों के प्रभाव में आकर भी करते हैं। इस अवस्था में दबाव से होनेवाले फ्रैक्चर बहुत आम हैं और कई बार डिस्क की चोटें भी देखने को मिल जाती हैं। ये बड़े बच्चे कशेरुकाओं के बीच की हड्डियों के जोड़ों में नुकसान पहुँचा सकते हैं, जिससे अत्यधिक तकलीफदेह चोटें आती हैं। कुछ मामले ऐसे भी होते हैं जहाँ नसों के रास्तों को नुकसान पहुँचता है।

किशोरों में रीढ़ में संक्रमण और ट्यूमर हो सकता है; लेकिन कमर दर्द होने का ज्यादातर कारण खेलों के दौरान लगी चोट होती है।

## छोटे बच्चों या बड़े बच्चों में कमर दर्द के कारण संक्रमण

बच्चों में चिकित्सक को सबसे ज्यादा ध्यान देने की जरूरत है रीढ़ में

संक्रमण की पहचान करना। रीढ़ में संक्रमण होने के गंभीर परिणाम हो सकते हैं, इसलिए इसकी सावधानीपूर्वक जाँच की जरूरत होती है। संक्रमण की जाँच अच्छे शारीरिक परीक्षण और प्रयोगशाला से प्राप्त आँकड़ों की मदद से की जाती है। जलन के अहसास की निशानियाँ और सूजन त्वचा पर भी दिख सकती है। रेडियोग्राफिक अध्ययन अकसर सामान्य होते हैं। यदि संक्रमण बैक्टीरिया के कारण है तो उपचार में एंटीबायोटिक का प्रयोग किया जाता है। यहाँ भी लंबा आराम करना ही पहला उपचार होता है।

**ट्यूमर**—बाल रोग विशेषज्ञ के लिए रीढ़ में ट्यूमर पर काफी ध्यान देने की जरूरत है। सौभाग्यवश यह स्थिति बहुत ही कम होती है। रीढ़ के संक्रमण में जाँच, अच्छी और विस्तृत चिकित्सीकीय इतिहास पता करने, शारीरिक परीक्षण और बच्चे के लक्षणों को समझने के दूसरे कारणों पर चिकित्सक की जाँच–पड़ताल निर्भर करती है। उसी प्रकार उपचार भी अच्छी जाँच और विभिन्न विशेषज्ञों की क्षमताओं पर निर्भर करता है।

**स्कूली बस्ते**—स्कूल जानेवाले बच्चों और किशोरों में बहुत भारी बस्तों को उठाने के कारण कमर में मोच आने की समस्या बहुत सामान्य हो गई है। अकसर बच्चों के बस्तों के वजन उनके शारीरिक वजन से 20 से 40 प्रतिशत तक होते हैं। यह 75 किलोग्राम के एक वयस्क व्यक्ति द्वारा 15 से 30 किलोग्राम वजन उठाने के बराबर है। भारी वजन के बस्ते बच्चों पर बहुत ज्यादा दवाब डालते हैं।

**संक्षेप में**—आपने ध्यान दिया होगा कि लक्षणों का सावधानीपूर्वक निरीक्षण करना ही कई जाँचों का उत्तर है। यह इसलिए क्योंकि बच्चों में होनेवाली कमर दर्द की अधिकांश शिकायतें कोमल ऊतकों, जैसे—मांसपेशियाँ, स्नायु और नसों को नुकसान पहुँचने से होती है, जो अत्यधिक दबाव या खिंचाव के कारण होता है। बच्चों में कमर दर्द के लिए शल्य क्रिया का प्रयोग काफी कम और केवल अत्यधिक गंभीर मामलों में ही किया जाता है। यदि दर्द बहुत ज्यादा है और बच्चे को चलने–फिरने जैसी सामान्य गतिविधियों में भी परेशानी आ रही हो तब शल्य क्रिया के बारे में विचार किया जा सकता है। मुख्यतः किसी भी उपचार विधि में पहले कमर दर्द के चिकित्सकीय कारणों (जैसे—ट्यूमर, संक्रमण, फ्रैक्चर) का पता लगाना और उनका निवारण करना ज्यादा जरूरी है।

□

# स्वास्थ्यकर्मियों में कमर दर्द

स्वास्थ्य सेवाओं से जुड़े कर्मचारियों को कमर दर्द होने की अधिक आशंका रहती है; क्योंकि इन्हें मरीजों को उठाने और उन्हें एक जगह से दूसरी जगह ले जाने जैसे कार्य करने पड़ते हैं। इसके अलावा लांड्री, रसोई, पर्यावरण सेवाओं और ऐसे कार्य जिसमें वजन उठाना, धकेलना या खींचना पड़ता है, उन्हें कमर संबंधी परेशानियाँ होने की अधिक संभावना रहती है। इससे बचाव के लिए भारी वजन उठाने जैसे कार्यों को समाप्त करके, उचित संख्या में कर्मचारियों की भरती या वजन उठाने में मशीनों का सहारा लेकर और एक व्यक्ति को अकेले वजन उठाने पर प्रतिबंध लगाने जैसे कदम उठाने चाहिए।

## स्वास्थ्यकर्मियों की कमर दर्द से जुड़ी परेशानियाँ

हेल्थ केयर से जुड़े कर्मचारियों को निम्न प्रकार की परेशानियाँ होती हैं—

1. कमर के निचले हिस्से में दर्द।
2. डिस्क में अंतःवृद्धि ऐसी अवस्था है, जिसमें डिस्क रीढ़ की कॉलम से उभरकर बाहर आ जाती है और पूरा दबाव कमर की तंत्रिकाओं पर आ जाता है।
3. मांसपेशियों में खिंचाव।
4. अस्थियों में खिंचाव या टूट।
5. ज्यादा दबाव पड़ने से डिस्क का टूट जाना।

कमर में दर्द और कड़ापन सबसे आम लक्षणों में से हैं। अन्य लक्षणों में कमर, पैरों या हाथों में ठिठुरन और जड़त्व होना शामिल है।

हेल्थ केयर सेवाओं में जो लोग रोगियों को उठाने या स्थानांतरित करने

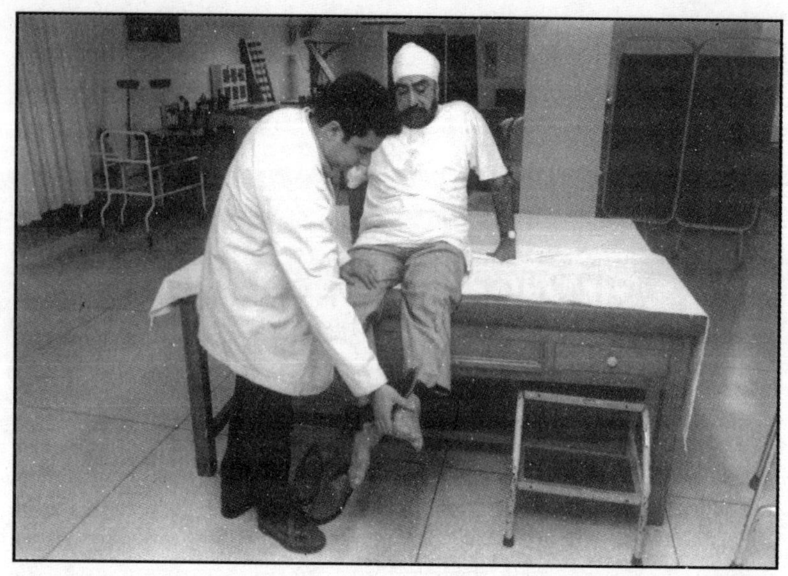

के कामों से जुड़े हैं, उनमें कमर से जुड़ी समस्याओं की सर्वाधिक संभावना होती है। अमेरिका के ब्यूरो ऑफ लेबर स्टैटिस्टिक्स के आँकड़ों के अनुसार 1999 में नर्सिंग सुविधाएँ उपलब्ध करानेवाले और वजन ढोनेवाले पेशे में लगे लोगों में कमर से जुड़ी समस्याएँ, मांसपेशी और हड्डियों से जुड़ी परेशानियाँ (मस्कुलोस्केलेटल डिसऑर्डर) किसी भी अन्य पेशे से ज्यादा पाई गईं। पर्यावरण से जुड़ी सेवाओं, लांड्री, खाद्य सेवाएँ, यातायात जैसे रोजगार से जुड़े लोग भी ऐसी परिस्थितियों में काम के लिए बाध्य हैं, जिनसे कमर से जुड़ी परेशानियाँ हो सकती हैं।

**1. बल**—रोगियों या अन्य वस्तुओं को स्थानांतरित करना या उठाना।

**2. दोहराव**—यह काम आप कितनी बार दोहराते हैं यह भी महत्त्वपूर्ण है।

**3. गलत मुद्राएँ**—वजन उठाते समय या काम करते समय शरीर का घूमना, मुड़ना या किसी भी ऐसी अवस्था में आना, जिससे मांसपेशियों और जोड़ों पर दबाव पड़े।

कर्मचारियों का ओवर टाइम करना भी नुकसानदायक हो सकता है। ये परिस्थितियाँ थकान पैदा करती हैं और इससे नुकसान पहुँचने का खतरा बढ़ जाता है।

**जलन का कारण**—चोट लगने पर जलन होना शरीर की एक सामान्य

प्रतिक्रिया है। जलन को सूजन, लाल पड़ जाना और दर्द के रूप में महसूस किया जाता है। जब कोमल तंतुओं में जलन होती है तो उपर्युक्त में से कोई भी लक्षण महसूस हो सकता है।

इन सेवाओं से जुड़े लोगों को होनेवाले कमर दर्द का उपचार मुख्यतः कुछ विशेष प्रकार के व्यायामों द्वारा कमर को मजबूत बनाकर किया जाता है। इसके अलावा जीवन–शैली में परिवर्तन करके तनाव (शारीरिक और मानसिक) कम किया जाता है। लगातार और अत्यधिक कमर दर्द की स्थिति में दर्द निवारक और मांसपेशियों को आराम देनेवाली दवाओं का प्रयोग भी किया जाता है। दर्द में लंबे समय तक आराम न मिलने की दशा में अंत में सर्जरी का विकल्प भी उपलब्ध रहता है।

विशेषज्ञ हेल्थ केयर सेंटरों से शरीर में कुछ बदलाव कराकर कई लोगों ने कमर दर्द से छुटकारा पाया है और जीवन स्तर में सुधार किया है। हेल्थ केयर पेशेवरों द्वारा बताए गए व्यायाम और कुछ विशेष तकनीकें भी दर्द में आराम दिलाने में सहायक सिद्ध होते हैं।

□

# कैसे बचें कमर दर्द से

हर दस में से छह से नौ व्यक्ति अपने जीवन के किसी–न–किसी काल में कमर दर्द झेलते ही हैं। ठंड, सर्दी–जुकाम एवं फ्लू जैसे सामान्य श्वसन संबंधी संक्रमणों के बाद कमर दर्द चिकित्सकों के पास जाने का दूसरा सबसे प्रमुख कारण है। कमर दर्द की व्यापकता का सबसे बड़ा कारण गलत जीवन–शैली है, जिसमें सुधार करके हम इस तकलीफ से बच सकते हैं। धूम्रपान से परहेज, नियमित व्यायाम, समुचित खान–पान और अच्छी नींद जैसे उपाय कमर दर्द से बचने में सहायक हैं।

किसी व्यक्ति के खड़े होने, बैठने, चलने–फिरने, चीजों को उठाने और ले जाने के तरीकों का उसकी कमर पर बहुत प्रभाव पड़ता है। दैनिक जीवन में काम–काज के दौरान कुछ सावधानियाँ बरतकर कमर दर्द से बचा जा सकता है।

## भारी वजन कैसे उठाएँ

- भारी वजन उठाते समय हमेशा अपने घुटनों को मोड़ें। जाँघ और कूल्हे की बड़ी मांसपेशियाँ छोटी मांसपेशियों की तुलना में वजन उठाने में ज्यादा सक्षम होती हैं।
- भारी वजन उठाते समय हमेशा भारी चीज को अपने शरीर के पास ही रखें। भारी वस्तुएँ—जैसे बड़ा गमला आदि को उठाते समय यदि आप उसे शरीर से दूर करके उठाएँगे तो आपकी कमर में परेशानी हो सकती है।
- भारी वस्तुएँ उठाते समय हमेशा उन्हें अपने धड़ के पास ही रखें।
- वजन उठाते या खींचते समय घूम जाना ही हमारी कमर की ज्यादातर

परेशानियों का कारण होता है। इसलिए जब भी वजन उठाएँ या खींचें तो अपना शरीर सीधा ही रखें।

## बैठने के सही तरीके

मनुष्य की रीढ़ लंबे समय तक एक ही मुद्रा में बैठने लायक नहीं है। वाहन चलाना, मेज–कुरसी पर बैठकर काम करना, कंप्यूटर पर काम करना, हवाई यात्रा या टी.वी. देखने जैसे लंबे समय तक बैठकर किए जानेवाले कार्य कमर दर्द का कारण हो सकते हैं। इन स्थितियों में कमर दर्द को दूर रखने का सबसे अच्छा उपाय है कि हर 15 मिनट पर खड़े हो जाएँ और थोड़ा टहल लें।

## वाहन कैसे चलाएँ

वाहन चलाते समय अपनी सीट को पीछे की ओर खिसका लें, ताकि पैरों को ज्यादा जगह मिल सके। वाहन चलाते समय अपनी सीट में कमर के पीछे एक तकिया या कुशन रखने से कमर को सहारा और आराम मिलेगा। कार से बाहर निकलते समय पहले अपने शरीर को पूरी तरह बाहर की दिशा में घुमा लें। इसके बाद दोनों पैरों को जमीन पर सावधानी से रखें।

## कुरसियों पर कैसे बैठें

यदि आप लंबे समय तक बैठकर काम करते हैं तो अपने लिए उचित तरीके से डिजाइन की गई कुरसियों का ही प्रयोग करें, जो कमर को पूरा आराम और सहारा देती हों तथा बैठने की मुद्रा बदलने में भी कोई दिक्कत

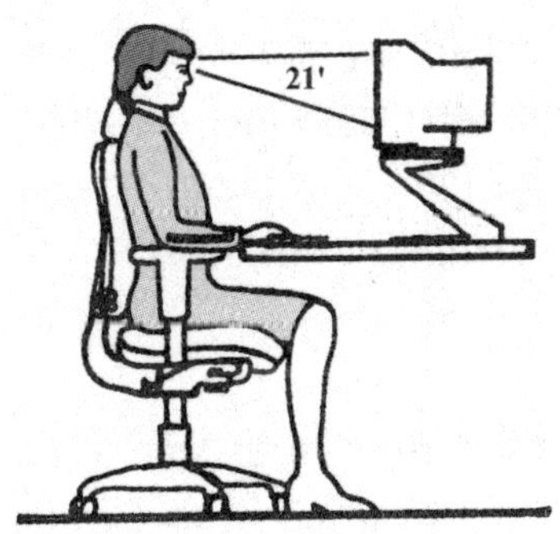


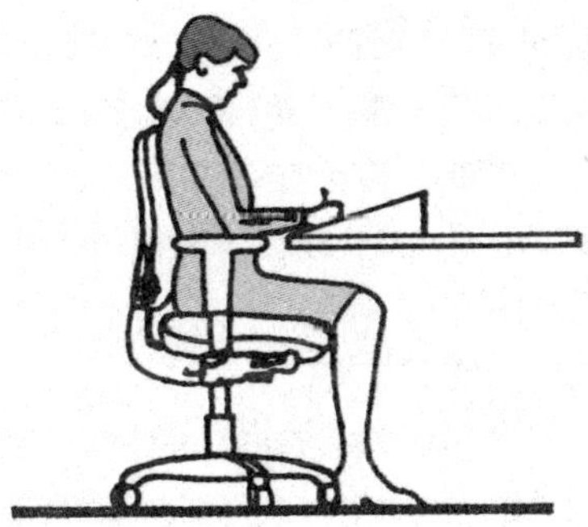

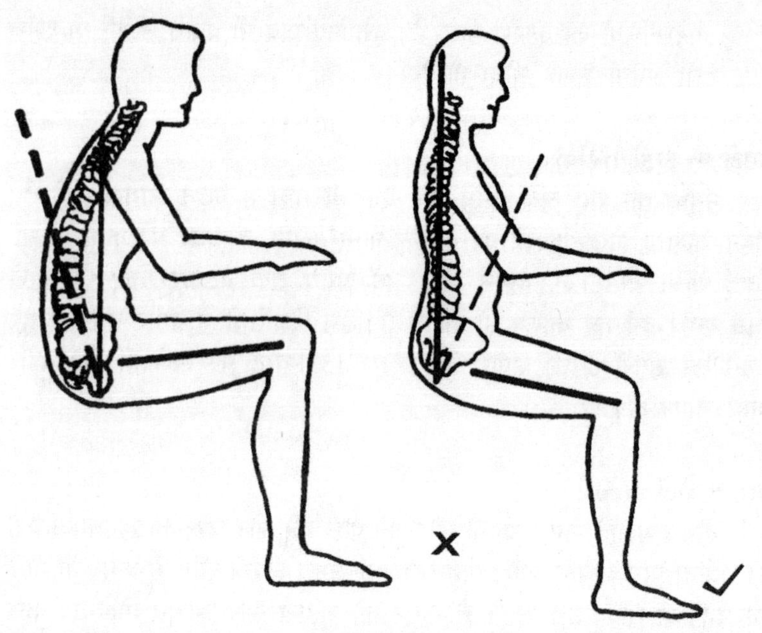

न आती हो। कुरसी पर बैठते समय कुरसी की पीठ के सहारे नहीं, बल्कि पीठ सीधी करके इस तरह बैठें ताकि पीठ के निचले हिस्से और कुरसी की पीठ के बीच जगह न बचे।

## टेलीविजन देखते समय

टेलीविजन देखते समय कुरसी पर आराम से सीधे बैठकर और सही दूरी से टेलीविजन देखें। बैठकर काम करते समय कमर को आगे की ओर झुकाकर नहीं रखें। कुरसी से उठते समय पिंडलियों एवं जाँघ की मांसपेशियों का उपयोग करें। कूल्हों का इस्तेमाल करना अच्छा नहीं होता। मेज–कुरसी पर लिखते–पढ़ते समय आगे की ओर नहीं झुकें। बिस्तर पर लेटकर पढ़ने की आदत से बचें। अगर बिस्तर पर पढ़ना ही हो तो सीधे बैठकर पढ़ें।

## गोल्फ कैसे खेलें

गोल्फ खेलनेवालों को शॉट लगाते समय सबसे ज्यादा ध्यान रखना चाहिए। इनवर्टनल डिस्क (रीढ़ की हड्डियों को अलग करनेवाली उपास्थि, जो

झटके झेलती है) वाले हिस्से में चोट पहुँचने की ज्यादा संभावना होती है। गोल्फ खेलते समय जब शरीर को घुमाया, ताना या झुकाया जाता है तो इन डिस्क को सबसे ज्यादा खतरा होता है। गलत तरीके या अत्यधिक घुमाव इस डिस्क को ढकनेवाले आवरण को हटा या फाड़ सकती है। गोल्फ खेलना शुरू करने से पहले थोड़ा सा वार्मअप करने से डिस्क को खतरा कम हो जाता है। शॉट लगाते समय अपने कंधों और छाती को सही दिशा में रखें।

## नियमित व्यायाम करें

नियमित व्यायाम कमर की कमजोर मांसपेशियों की परेशानियों से दूर रखेगा। तैरना, थोड़ा एरोबिक्स और टहलने जैसे व्यायाम कमर की मांसपेशियों को मजबूत बनाते हैं। जो लोग खासतौर से अपने कमर दर्द से छुटकारा पाना चाहते हैं, उनके लिए स्थानीय मनोरंजन केंद्र और फिटनेस संगठन विशेष रूप से नियमित व्यायाम कार्यक्रम चलाते हैं। शोध से पता चला है कि जो लोग तनावग्रस्त रहते हैं उन्हें कमर दर्द जैसी तनावजनित परेशानियाँ होने की अधिक संभावना होती है। यदि आप तनावग्रस्त रहते हैं तो आपको तनाव को नियंत्रित करने की कला सीखनी चाहिए। इसके लिए डॉक्टर, पुस्तकालय और इंटरनेट जानकारी के अच्छे स्रोत हैं।

नियमित व्यायाम कमर दर्द से बचाने में बड़ा सहायक है। व्यायाम से दोहरा लाभ मिलता है। इससे न केवल कमर दर्द से राहत मिलती है, बल्कि कमर दर्द से बचाव भी होता है। व्यायाम न करने से मांसपेशियों का लचीलापन कम हो जाता है, जिससे मांसपेशियों के मुड़ने और झुकने की क्षमता घटती है। इसके अलावा व्यायाम नहीं करने से पेट की मांसपेशियाँ कमजोर होती हैं और इससे पीठ पर ज्यादा दबाव पड़ता है, जिससे पेल्विक (श्रोणि क्षेत्र) में असामान्य झुकाव आ जाता है। व्यायाम नहीं करने से पीठ की मांसपेशियाँ कमजोर होती हैं, जिससे रीढ़ पर अधिक भार पड़ता है और इससे डिस्क के कंप्रेशन का खतरा बढ़ता है।

## धूम्रपान से बचें

धूम्रपान न केवल हृदय रोगों का, बल्कि कमर दर्द का एक प्रमुख कारण है। धूम्रपान नहीं करनेवालों की तुलना में धूम्रपान करनेवालों को डिस्क की समस्या होने की आशंका 80 प्रतिशत से भी अधिक होती है। धूम्रपान से कमर

दर्द के गहरे संबंध होने की बात अनेक अध्ययनों से प्रमाणित हुई है। इनमें से एक अध्ययन अमेरिका के जॉन हापकिंस यूनिवर्सिटी से स्नातक की उपाधि प्राप्त करनेवाले करीब 1337 चिकित्सकों पर किया गया। शोधकर्ताओं के अनुसार धूम्रपान को धमनियों में रुकावट या जमाव (एथेरोस्क्लेरोसिस) का कारण माना जाता है, लेकिन यह कमर दर्द भी पैदा कर सकता है। धूम्रपान के अलावा हाइपरटेंशन, असामान्य रक्तचाप और कोलेस्टेरॉल के स्तर में वृद्धि भी लंबर स्पॉण्डिलाइटिस के लिए जिम्मेदार हैं।

## मोटापा से बचें

स्थूल जीवन–शैली के साथ–साथ मोटापा कमर दर्द का कारण है। मोटापे के कारण रीढ़ तथा वर्टिब्रेट एवं डिस्क पर अधिक दबाव पड़ता है, जिससे कमर दर्द उत्पन्न होता है। मोटापा से बचने के अलावा शरीर की चुस्ती–तंदुरुस्ती भी कमर दर्द से बचाव के लिए आवश्यक है।

## खान–पान

कमर दर्द से बचने के लिए खान–पान पर विशेष ध्यान देना चाहिए। हमारे आहार में प्रोटीन पर्याप्त मात्रा में होना चाहिए, क्योंकि इससे ऊतकों का निर्माण तेजी से होता है। इसके अलावा आहार में ताजे फल एवं सब्जियाँ भी पर्याप्त मात्रा में होनी चाहिए, क्योंकि इनसे शरीर को विटामिन मिलती है।

## सही मुद्राएँ अपनाएँ

कमर दर्द से बचने के लिए बैठने, सोने और खड़े होने के लिए सही तौर–तरीके अपनाने चाहिए। ये तरीके इस तरह के होने चाहिए कि रीढ़ पर अनावश्यक दबाव नहीं पड़े या रीढ़ को झटका नहीं लगे। उठने–बैठने, चलने–फिरने, विश्राम करने और काम करने के वक्त सही मुद्राओं एवं तौर–तरीकों को अपनाकर हड्डियों एवं मांसपेशियों को अतिरिक्त दबाव एवं तनाव से बचाकर कमर, पीठ एवं गरदन जैसे शरीर के विभिन्न अंगों के दर्द से मुक्त रहा जा सकता है। लेकिन महिलाएँ शारीरिक मुद्राओं के प्रति सजग नहीं होने के कारण कमर दर्द जैसी समस्याओं से ग्रस्त रहती हैं।

रीढ़ पर अनावश्यक एवं अतिरिक्त दबाव डालनेवाली मुद्राएँ गलत हैं और इनसे कमर दर्द एवं गरदन दर्द जैसी समस्याएँ पैदा होती हैं। उदाहरण

के लिए झुककर चलने या बैठने, जमीन से कोई वस्तु उठाने के लिए पीठ मोड़कर झुकने, घर का काम–काज करने के समय पीठ को झुकाकर रखने, कुरसी पर पूरे आराम से एवं कुरसी की पीठ का सहारा लेकर बैठने तथा पेट के बल लेटने या सोने जैसी गलत मुद्राएँ न केवल व्यक्तित्व के आकर्षण को कम करती हैं, बल्कि कमर एवं गरदन में दर्द पैदा करती हैं। इन गलत मुद्राओं से रीढ़ की मांसपेशियों पर अतिरिक्त दबाव पड़ता है, जिससे कमर दर्द की समस्या उत्पन्न हो जाती है।

**कुछ महत्त्वपूर्ण बातें–**

- 70 से 80 प्रतिशत लोगों को अपने जीवन में कभी–न–कभी कमर दर्द होता है।
- तीन दिन से अधिक समय तक बिस्तर पर लेटकर आराम करने से मांसपेशियाँ कमजोर होती हैं, इससे कमर दर्द हो सकता है।
- कमर दर्द से ग्रस्त 10 में से एक व्यक्ति को गंभीर समस्या होती है और 100 में से एक व्यक्ति को सर्जरी की जरूरत पड़ती है।
- रोजाना 20 मिनट ध्यान करने से कमर दर्द से राहत पाने में काफी मदद मिलती है। ध्यान की मदद से गंभीर कमर दर्द के मरीजों को चिकित्सक की मदद लेने की जरूरत 36 प्रतिशत तक कम हो सकती है।
- हर सप्ताह करीब एक घंटा पैदल चलने से कमर दर्द के साथ–साथ ह्दय रोग की आशंका भी दूर की जा सकती है।
- तनाव, मोटापा तथा बैठने के गलत तरीके कमर दर्द को बढ़ाते हैं।
- एक ही स्थिति में ज्यादा देर नहीं बैठें।
- बहुत देर बैठना जरूरी हो तो बीच–बीच में थोड़े समय के लिए उठें।
- इस तरह से बैठें, ताकि रीढ़ को सहारा मिलता रहे।
- झटका दिए बिना बैठें या उठें।
- जब भी कभी झुकना पड़े तो रीढ़ की जगह घुटने को झुकाएँ।
- शारीरिक वजन कम रखें। सदैव सीधा खड़ा हों।
- मेज पर बैठकर ही खाना खाएँ।
- कैल्सियम से भरपूर आहार का सेवन करें।
- रोजाना सुबह–शाम कम–से–कम एक घंटा व्यायाम अवश्य करें।

□

# कमर दर्द और व्यायाम

शोध से यह पता चलता है कि कमर दर्द के मरीज व्यायाम करके काफी हद तक आराम पा सकते हैं। व्यायाम शरीर को लचीला, मांसपेशी की मजबूती और शरीर में सहनशीलता को बढ़ाता है और कमर तथा जोड़ों के दर्द को कम करता है। व्यायाम करने से शरीर का वजन भी कम होता है और मानसिक शक्ति का भी विकास होता है।

कमर दर्द के मरीजों को व्यायाम से तभी आराम मिलेगा जब वे नियमानुसार व्यायाम करेंगे। साथ ही समुचित आराम, संतुलित भोजन, चिकित्सक के निर्देश के अनुसार सही मात्रा में दवाएँ कमर दर्द में जरूरी हैं। कमर दर्द में किए जानेवाले व्यायाम के बारे में कुछ जिज्ञासाओं के समाधान यहाँ प्रस्तुत हैं—

**कमर दर्द में किस तरह के व्यायाम करने चाहिए ?**

कमर दर्द के लिए तीन तरह के व्यायाम अच्छे होते हैं—

**1. रेंज ऑफ मोशन व्यायाम**—यह कमर को धीरे–धीरे आराम पहुँचाता है और शरीर के हर हिस्से को लचीला बनाता है। यह व्यायाम आप प्रतिदिन किया करें।

**2. शक्तिवर्धक व्यायाम**—ये व्यायाम शरीर की मांसपेशियों को मजबूत बनाते हैं। मजबूत मांसपेशियाँ रीढ़ एवं शरीर के जोड़ों को मजबूती प्रदान करती हैं और साथ–ही–साथ कमर दर्द से बचाती हैं। यह व्यायाम रोजाना करना चाहिए।

**3. एरोबिक व्यायाम**—ये व्यायाम शरीर की नाड़ियों को मजबूती प्रदान करने के अलावा शरीर के वजन को नियंत्रित करते हैं और शरीर के सभी हिस्सों को मजबूती प्रदान करते हैं। अगर आपका वजन कम नहीं है तो आपको अपना वजन कम करना चाहिए, क्योंकि कमर दर्द के मरीज का वजन

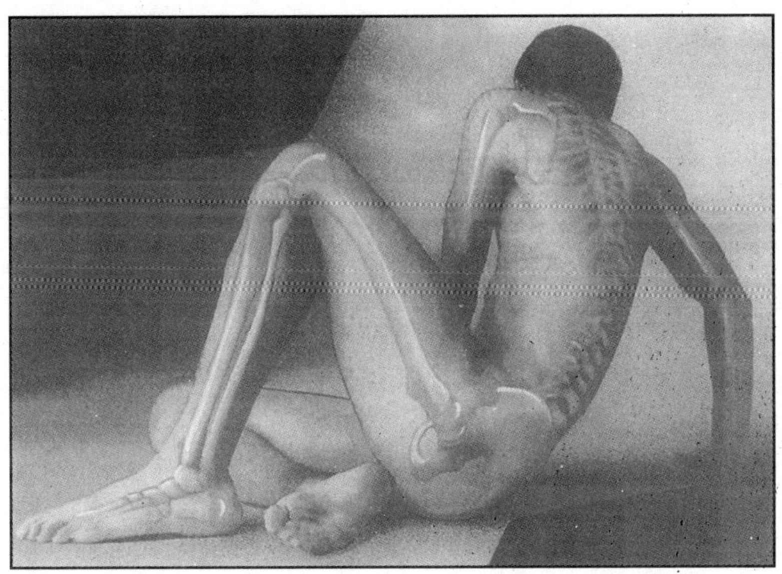

ज्यादा होना हानिकारक हो सकता है। ये व्यायाम आप कम–से–कम 20 से 30 मिनट पूरे सप्ताह में तीनों समय करें।

## व्यायाम कैसे शुरू करें ?

- व्यायाम के बारे में आप अपने डॉक्टर से अच्छी तरह बात कर लें।
- किसी फिजियोथेरैपिस्ट या अनुभवी एथलीट की निगरानी में व्यायाम करना ज्यादा उचित रहेगा।
- व्यायाम शुरू करने से पहले दर्दवाले हिस्से की अच्छी तरह सिंकाई कर लें, ताकि व्यायाम करने में आसानी हो।
- अपने शरीर को अच्छे से गरम करके और अपने शरीर को पूर्ण रूप से फैलाकर व्यायाम करें, इससे आपके शरीर को काफी हद तक लाभ पहुँचेगा।
- शक्तिवर्धक व्यायाम करते वक्त इस बात का ध्यान रखें कि व्यायाम धीरे–धीरे हो रहा है या नहीं, क्योंकि तेजी से व्यायाम करने पर नुकसान भी पहुँच सकता है।
- मनोरंजन/संगीत के साथ व्यायाम करने पर शरीर को काफी फायदा पहुँचता है।

- ऐसे व्यायाम को चुनें जो आपको करने में अच्छा लगे, आराम भी पहुँचाए। उस व्यायाम को करने की आदत भी डालें।

## दर्द के समाधान के क्या तरीके हैं?

यहाँ एक सामान्य और आरामदायक तरीके के बारे में बताया जा रहा है, जो कि कम समय में आराम पहुँचाता है। यह व्यायाम कुशल डॉक्टरों और फिजियोथेरैपिस्ट के द्वारा दिया गया सुझाव है—

- अगर प्रतिदिन भाप से गीला तौलिया, नहाने का गरम पानी या शॉवर के गरम पानी से 15 या 20 मिनट तक तीन समय प्रतिदिन नहाएँ तो कमर के दर्द के सारे लक्षण काफी हद तक ठीक हो जाएँगे। परंतु कभी ज्यादा गरम पानी से न नहाएँ।
- जल चिकित्सा (हाइड्रोथेरैपी) कमर एवं जोड़ों के दर्द को काफी हद तक कम करता है। स्वीमिंग पूल में तैरने से भी काफी आराम मिल सकता है।
- गतिशीलता व्यायाम शरीर में होनेवाले खिंचाव को कम करता है और शरीर को काफी लचीला बनाने में सहयोग करता है। जब यह व्यायाम करें तो किसी कुशल थेरैपिस्ट द्वारा बताए गए तरीके को जरूर अपनाएँ, तभी आपके द्वारा किया गया व्यायाम कमर को आराम पहुँचाएगा।
- विश्राम चिकित्सा यानी रिलैक्सेशन थेरैपी से भी काफी हद तक दर्द से आराम मिलता है। इस थेरैपी के द्वारा काफी रोगियों को ठीक किया गया है। कहीं–कहीं पर तो रिलेक्सेशन थेरैपी के कोर्स चलाए जाते हैं, जिससे कमर के दर्द के मरीज इस थेरैपी का फायदा उठा सकें।
- एक्यूपंक्चर भी एक पुरानी चाइनीज पद्धति है, जो दर्द से काफी हद तक आराम दिलाती है। कुशल एक्यूपंचर विशेषज्ञ सुई की नोक को शरीर के ऐसे बिंदु पर चुभोते हैं, जहाँ से कमर के दर्द से काफी आराम मिलता है।

## शक्तिवर्धक व्यायाम के सर्वोत्तम तरीके क्या हैं?

इन व्यायामों से कमर दर्द के मरीजों को काफी लाभ पहुँचता है। शक्तिवर्धक व्यायाम कोई भी भारी वजन वस्तु/बाट उठाकर व्यायाम न करें।

मशीन आधारित और पानी से संबंधित व्यायाम करें। इन व्यायामों को गलत तरीके से करने पर कमर दर्द बढ़ भी सकता है।

## कितने समय तक और कितना व्यायाम करें?

कुछ चिकित्सकों का यह मानना है कि एक घंटे से ज्यादा व्यायाम करने पर दर्द का अहसास जरूर होगा। इसलिए कमर दर्द के मरीजों को अपने डॉक्टर द्वारा बताए गए व्यायाम नियमानुसार करना चाहिए। व्यायाम करते समय इस बात का भी ध्यान रखें कि किस जगह दर्द हो रहा है।

- व्यायाम करते समय ज्यादा थकावट आने पर डॉक्टर को जरूर दिखाएँ।
- अगर व्यायाम करते समय कमजोरी का एहसास हो तो भी डॉक्टर से जरूर संपर्क करें।
- चलने में भी अगर आपको कमजोरी महसूस हो तो भी डॉक्टर से संपर्क करें।
- अगर व्यायाम करते समय आपकी कमर या जोड़ों में जरा भी सूजन दिखाई पड़े, तो तुरंत अपने डॉक्टर को दिखाएँ।
- व्यायाम करने के एक घंटा बाद भी अगर लगातार दर्द हो रहा है तो भी अपने डॉक्टर को जरूर दिखाएँ।

## व्यायाम के विभिन्न तरीके क्या हैं?

व्यायाम शरीर की मांसपेशियों को मजबूत बनाता है, सहनशीलता बढ़ाता है और शरीर को लचीला बनाता है। व्यायाम का नतीजा कुछ दिन में ही सामने आ जाता है और दर्द में कमी का अहसास होने लगता है। वैसे तो व्यायाम के बहुत तरीके हैं। आप अगर नहीं चाहते कि आप ज्यादा पैदल चलें या दौड़ें तो आप नहीं दौड़ें। जैसा कि आपने पहले कुछ व्यायामों के बारे में पढ़ा है कि विभिन्न तरीकों के व्यायाम से कमर दर्द में कितना फायदा पहुँचता है।

व्यायाम के बहुत से तरीके हैं, जिनमें से दो इस प्रकार हैं—

1. सममितीय (आइसोमेट्रिक) व्यायाम,
2. समपरासारी (आइसोटोनिक) व्यायाम।

सममितीय (आइसोमेट्रिक) व्यायाम से मांसपेशियाँ तो ताकतवर हो जाती

हैं, लेकिन जोड़ ठीक तरह से न तो हिल सकते हैं और न ठीक तरह से फैल सकते हैं। उदाहरण के लिए, अगर पैर की मांसपेशियाँ अकड़ गई हैं और आप अपने पैर को हिलाना चाहते हैं तो वह ठीक से हिल नहीं सकता। दूसरी ओर अगर आप समपरासारी (आइसोटोनिक) व्यायाम करते हैं तो मांसपेशियों के साथ–साथ जोड़ों में भी लचीलापन आ जाएगा। उदाहरण के लिए, अगर आप अपने पैर को सीधा करके कुरसी पर बैठते हैं तो उसमें बैठने में कोई भी परेशानी नहीं होगी और घुटने आसानी से हिल–डुल सकते हैं। इस तरह के व्यायाम को करने के लिए व्यायामशाला जरूर जाएँ और किसी कुशल प्रशिक्षक के निर्देशन में ही व्यायाम करें।

लचीलापन कमर एवं जोड़ों के लिए काफी हद तक फायदेमंद है; क्योंकि व्यायाम से शरीर में जो लचीलापन आता है, उससे शरीर के जोड़ों को काफी लाभ पहुँचता है। जैसा कि आप लोगों ने गौर किया होगा, जब सन् 1992 ओलंपिक खेल हो रहे थे तो उस खेल में अधिकतर खिलाड़ी अपनी मांसपेशियों को लेकर काफी परेशान थे, कुछ खिलाड़ी तो ठीक तरह से भाग भी नहीं पा रहे थे, क्योंकि उनके शरीर के अंदर ठीक से गरमी पैदा नहीं हो पा रही थी। जिस वजह से उन लोगों को परेशानी आ रही थी। इसका कारण ठीक तरह से व्यायाम न करना था।

### आप स्वयं क्या-क्या व्यायाम करें?

कुछ वर्ष पहले कमर दर्द के रोगी यह सोचते थे कि इस रोग का कोई उपचार नहीं है। लेकिन अब डॉक्टर और थेरैपिस्ट का मानना है कि व्यायाम से कमर के दर्द को दूर किया जा सकता है।

अगर आप कमर दर्द से पीड़ित हैं तो आपके लिए व्यायाम बहुत जरूरी है। व्यायाम आपके लिए काफी फायदेमंद है—

- व्यायाम से कमर एवं जोड़ों का दर्द आसानी से दूर हो जाता है।
- व्यायाम से शरीर की मांसपेशियाँ मजबूत होती हैं।
- व्यायाम से हड्डियाँ और उपास्थि (कार्टिलेज) काफी मजबूत और स्वस्थ रहती हैं।
- व्यायाम से काम करने की इच्छा जाग्रत् होती है।
- व्यायाम से शरीर स्वस्थ रहता है।
- व्यायाम से शरीर को काफी मात्रा में ऊर्जा प्राप्त होती है।

- व्यायाम करने से नींद भी अच्छी तरह से आती है।
- व्यायाम से शरीर का वजन भी कम होता है।
- व्यायाम से हृदय को मजबूती मिलती है।
- व्यायाम मानसिक परेशानी को कम करता है।

## कैसे मालूम करें कि आपके लिए कौन सा व्यायाम अच्छा है?

व्यायाम करते समय इस बात का ध्यान रखें कि कौन सा व्यायाम आपके लिए उचित है। आप जब भी व्यायाम करें तो इस बात का ध्यान रखें कि आप जो व्यायाम कर रहे हैं वह आपके डॉक्टर या कुशल थेरैपिस्ट के द्वारा बताए गए हों। अगर आपके पैर और कमर में दर्द है तो अपने डॉक्टर को जरूर दिखाएँ।

## क्या व्यायाम करने से रीढ़ एवं जोड़ों को नुकसान पहुँच सकता है?

सही तरीके से व्यायाम करने से रीढ़ अथवा जोड़ों को कोई नुकसान नहीं पहुँचता। हाँ, अगर काफी देर तक और कठिन व कठोर व्यायाम किया जाए, तो नुकसान पहुँच सकता है।

## व्यायाम के कुछ अच्छे भेद

### व्यायाम से पहले

- व्यायाम करने से पहले गरम और ठंडी चीज से सिंकाई करें। गरमी से शरीर के जोड़ों और मांसपेशियों को दर्द से काफी आराम मिलता है और ठंडी चीज शरीर के दर्द और सूजन को भी दूर करती है। इन दोनों चीजों का प्रयोग सही तरीके से करें। गरम 20 मिनट और ठंडी सिंकाई केवल 10 से 15 मिनट तक ही करें।
- जब भी व्यायाम करें इस बात का ध्यान रखें कि कपड़े और जूते आरामदायक हों, खासतौर से ऐसे कपड़े पहनें जो काफी हद तक उस समय के तापमान में ढाल सकें। बिना एड़ीवाले आरामदायक जूते ही पहनें।

### व्यायाम करते समय

- व्यायाम करते समय कभी जल्दी न करें, बल्कि आराम से करें। व्यायाम ऐसा करें, जिसे करते समय साँस नहीं फूले और जिससे मांसपेशियाँ

आराम महसूस कर सकें।

- व्यायाम करते समय इस बात का भी ध्यान रखें कि साँस निरंतर लेते रहें। साँस को न रोकें। इस बात का भी ध्यान रखें कि साँस अंदर भी आसानी से ले सकें और बाहर भी आसानी से छोड़ सकें।
- व्यायाम करते वक्त इस बात का ध्यान दें कि साँस लेने में कोई तकलीफ तो नहीं हो रही या पेट में दर्द तो नहीं हो रहा है। अगर ऐसे लक्षण दिखाई पड़ें तो तुरंत अपने डॉक्टर से संपर्क करें। अगर व्यायाम करते वक्त कहीं दर्द उठ रहा है, तो समझना चाहिए कि यह व्यायाम आपके लिए हितकर नहीं है।

**व्यायाम के बाद**

- व्यायाम करने के बाद कम–से–कम 5 से 10 मिनट तक आराम करें। इस आराम से ह्रदय गति भी सामान्य हो जाएगी और मांसपेशियों को भी काफी आराम मिलेगा। व्यायाम करने के बाद आप धीरे–धीरे चलें, इससे मांसपेशियाँ फिर से काम करने लगेंगी।

## वृद्धों के लिए व्यायाम

व्यायाम हड्डियों को मजबूत बनाता है और धीरे–धीरे अस्थि–क्षरण (ऑस्टियोपोरोसिस) से भी छुटकारा दिलाता है। व्यायाम से आपकी मांसपेशियाँ मजबूत और आकर्षक बनती हैं और सारे जोड़ आसानी से लचीले और सुव्यवस्थित रूप से काम करने लगते हैं।

भार उठानेवाले व्यायाम में अपने आपको लगाकर रखें, जैसे—पैदल चलना, जॉगिंग, ऊपर चढ़ना, नाचना, भार उठाने का प्रशिक्षण इत्यादि करते रहें।

व्यायाम करते समय इस बात का ध्यान रखें कि आपको कौन सा व्यायाम करना चाहिए। 85 वर्ष और उससे ऊपर के जो लोग बुखार और अपंगता से पीड़ित हैं, उन्हें डॉक्टर द्वारा बताए गए व्यायाम ही करने चाहिए।

इस बात का ध्यान अवश्य रखें कि व्यायाम किस तरह का है और इसे कैसे करें।

**स्तर नंबर–I**

**1. कंधे उठाना**—अपने कंधों को धीरे–धीरे ऊपर उठाकर गले तक लाएँ और आराम करें। फिर इसी तरह यह 8 से 10 बार करें।

**2. बैठकर पैर उठाना**—कुरसी पर सीधे बैठ जाएँ और अपनी एक टाँग को धीरे–धीरे सीधा करें, इससे उदर को काफी आराम मिलता है। फिर बाईं टाँग को अपनी कमर के बराबर उठाएँ। इस व्यायाम को कम–से–कम 10 से 15 बार प्रत्येक टाँग से करें।

**3. घुटना उठाना**—इस व्यायाम गें घुटने को अपनी छाती तक लाएँ, फिर जिस स्थिति में थे उसी स्थिति में वापस आ जाएँ। इस व्यायाम को प्रत्येक टाँग से 5-5 बार करें।

**4. टाँग खींचना**—इस व्यायाम में कुरसी पर सीधे बैठ जाएँ और अपना बायाँ पाँव जमीन से धीरे–धीरे उठाएँ और पूरी तरह से फैलाएँ, फिर वापस उसी स्थिति में आ जाएँ। यह क्रिया कम–से–कम 10 से 15 बार करें।

**5. टाँग पीछे ले जाना**—इस व्यायाम में कुरसी के पीछे सीधे खड़े हो जाएँ और दोनों हाथों से कुरसी को पकड़ लें, फिर अपना एक पैर धीरे–धीरे पीछे की ओर ले जाएँ और उसे बिलकुल सीधा करने की कोशिश करें। फिर वापस पहले जैसी स्थिति में आ जाएँ। इस व्यायाम को कम– से–कम 10 बार दोनों पैरों से करें।

**6. उकड़ूँ बैठना**–इस तरह के व्यायाम में कुरसी के पीछे खड़े हो जाएँ और दोनों हाथों से कुरसी को पकड़ लें। फिर धीरे–धीरे घुटनों को मोड़ें और वापस पहले जैसी स्थिति में आ जाएँ। इस क्रिया को कम–से–कम 8 से 12 बार करें।

**स्तर नंबर–II**

**1. भुजा मोड़ना**—इस व्यायाम को करने के लिए कम–से–कम 5 पौंड का वजन हाथ में लें और सीधे खड़े होकर इस वजन को ऊपर–नीचे करें। इस क्रिया को बैठकर भी कर सकते हैं और कम–से–कम 10-15 बार प्रत्येक हाथ से करें।

**2. दंड–बैठक**—इस व्यायाम में घुटनों के बल बैठ जाएँ और दोनों हाथों को जमीन से लगाएँ, फिर धीरे–धीरे नीचे झुकते हुए ठुड्डी को फर्श से छुएँ और वापस पुनः पूर्ववाली स्थिति में आ जाएँ। इस क्रिया को कम–से–कम 5 से 10 बार करें।

**3. करवट लेकर टाँग उठाना**—इस व्यायाम को करने से जाँघ और कूल्हे की मांसपेशियाँ मजबूत होती हैं। इस व्यायाम को करने का तरीका यह

है—पहले आप फर्श पर दाईं तरफ लेट जाएँ और उसके बाद अपनी एक टाँग उठाकर सीधी करें। इससे जाँघ को काफी मजबूती मिलती है। इस क्रिया को कम–से–कम 10 बार प्रत्येक ओर से करें।

**3. एक–एक करके टाँग फैलाना**—इस व्यायाम को करने से जाँघ की मांसपेशियाँ काफी मजबूत होती हैं। इसको करने का तरीका यह है—पहले सीधे खड़े हो जाएँ, फिर अपने दाएँ हाथ को आगे की ओर सीधा करें और धीरे से बाईं एड़ी ऊपर उठाएँ। इस व्यायाम को करने से शरीर को बड़ा आराम पहुँचेगा। इस क्रिया को कम–से–कम 5 से 10 बार प्रत्येक पाँव से करें।

**स्तर नंबर–III**

**1. बैठकर भार उठाना**—इस व्यायाम को करने से कंधे और हाथ काफी मजबूत हो जाते हैं। इसे करने का तरीका यह है कि पहले दो मुद्‌गर (डंबबेल) लें और दोनों हाथों में लेकर बारी–बारी से हाथ को ऊपर–नीचे करें। साँस को निरंतर अंदर–बाहर करते रहें। इस प्रकार यह क्रिया कम–से–कम दोनों हाथों से 6 से 10 बार दोहराएँ।

**2. खड़े होकर भार उठाना**—इस व्यायाम को करने के लिए पहले दोनों हाथों में मुद्‌गर लें, फिर सीधे खड़े हो जाएँ। उसके बाद अपने दोनों कंधों को धीरे–धीरे ऊपर उठाएँ और फिर उसे पीछे की ओर घुमाएँ। फिर आगे की ओर से कंधों को घुमाएँ। यह व्यायाम कम–से–कम 5 बार आगे की तरफ और 5 बार पीछे की तरफ करें।

**3. भार लेकर पैर उठाना**—इस व्यायाम को करने के लिए दोनों हाथों में मुद्‌गर लेकर सीधे खड़े हो जाएँ और अपने पैर के पंजों के बल धीरे–धीरे ऊपर की ओर खड़े हों और धीरे–धीरे वापस उसी स्थिति में आ जाएँ। इस क्रिया को 5-5 बार करें।

**4. भार उठाकर बैठना**—इस व्यायाम को करने के लिए पहले दोनों हाथों में मुद्‌गर को ठीक से पकड़कर सीधे खड़े हो जाएँ। फिर धीरे–धीरे अपनी जाँघों को 45 डिग्री के कोण में घुटनों के बल बैठें और वापस पूर्ववाली स्थिति में आ जाएँ। इस क्रिया को कम–से–कम 10 से 12 बार दोहराएँ।

□

# कमर दर्द से बचाव के कुछ खास व्यायाम

कमर दर्द की समस्या को नियमित व्यायाम करके कम किया जा सकता है। कमर, पेट, कूल्हे और जाँघ की मांसपेशियों को मजबूत व लचीला बनानेवाले व्यायाम से कमर दर्द में काफी राहत मिल सकती है। कुछ लोग नियमित रूप से दौड़ना, टहलना और तैरना जैसे व्यायाम करके स्वयं को शारीरिक रूप से स्वस्थ रखते हैं। इन व्यायामों के अलावा कमर, पेट, कूल्हे और जाँघ की मांसपेशियों को मजबूत करनेवाले कुछ विशेष व्यायाम करके कमर दर्द से बचा जा सकता है। लेकिन किसी भी व्यायाम को शुरू करने से पहले चिकित्सक से परामर्श लेना और उनकी सलाह मानना जरूरी है। इसके अलावा व्यायाम को नियमित रूप से निश्चित समय पर करना जरूरी है। शुरुआत में हलके व्यायाम करने चाहिए। कभी व्यायाम नहीं करनेवाले लोगों को टहलने से इसकी शुरुआत करनी चाहिए। किसी भी व्यायाम को करने से पहले लंबी साँस लेनी चाहिए और व्यायाम खत्म करने के बाद गहरी साँस छोड़नी चाहिए।

## मांसपेशियों को मजबूत करनेवाले कुछ व्यायाम

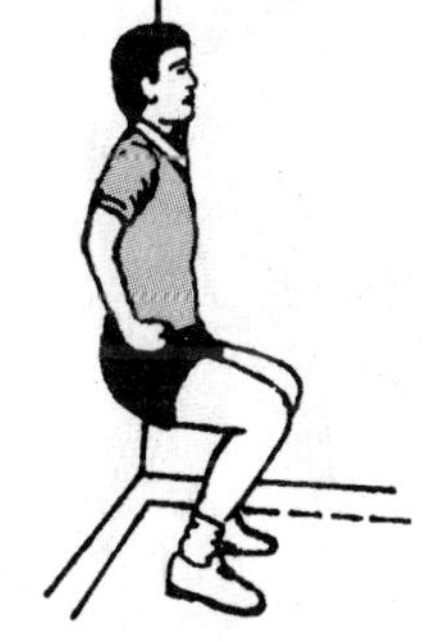

**कमर, कूल्हे और पैर की मांसपेशियों को मजबूत करने के लिए दीवार का सहारा लें।**

कमर को दीवार की ओर करके उस दीवार के सहारे खड़े हो जाएँ और दोनों हाथों को कमर पर रखें। पीठ को सीधा रखते हुए दोनों घुटनों को 90 डिग्री तक झुकाएँ। पाँच तक गिनती गिनें और फिर दीवार के सहारे धीरे–धीरे खड़े हो जाएँ। ऐसा पाँच बार करें।

### पैर को ऊपर उठाएँ

पेट के बल सीधे लेट जाएँ। एक पैर को बिना मोड़े सीधा रखते हुए फर्श से धीरे–धीरे थोड़ा ऊपर उठाएँ। पैर को ऊपर रखकर ही 10 तक गिनें और पैर को वापस फर्श तक ले जाएँ। उसके बाद दूसरे पैर को भी ऐसा ही करें। इस तरह दोनों पैरों को बारी–बारी से पाँच बार ऊपर ले जाएँ।

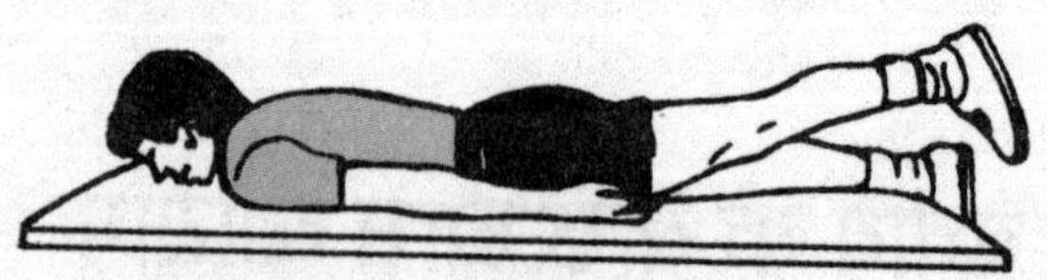

### पेट और कूल्हे की मांसपेशियों को मजबूत करने के लिए पैर को ऊपर उठाएँ

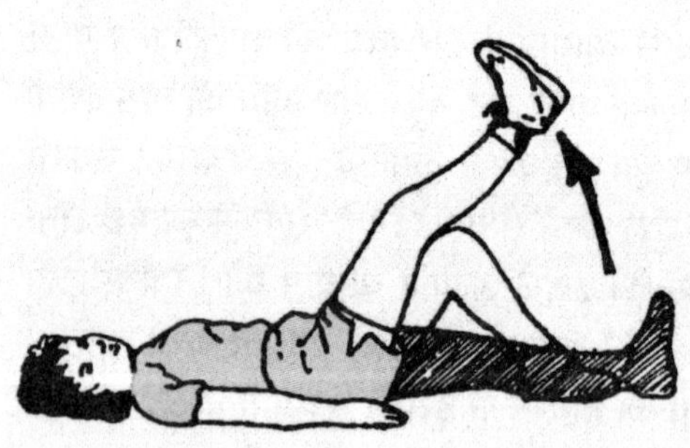

पीठ के बल लेट जाएँ और दोनों हाथों को भी शरीर से सटाकर सीधा रखें। एक पैर को फर्श से ऊपर उठाएँ और 10 तक गिनें। उसके बाद पैर को वापस फर्श पर रखें। फिर दूसरे पैर को ऊपर ले जाएँ। इस तरह दोनों पैरों को बारी–बारी से पाँच बार ऊपर ले जाएँ। यदि इस व्यायाम को करने में परेशानी आती है तो पैर को ऊपर उठाते समय दूसरे पैर को थोड़ा मोड़ लें।

### कुरसी पर बैठकर पैर उठानेवाले व्यायाम

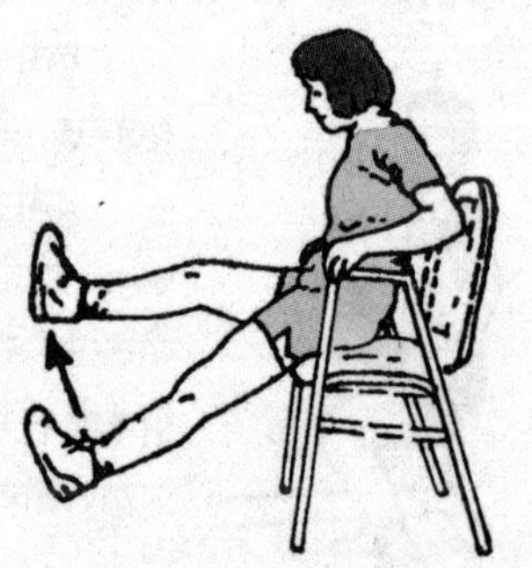

एक कुरसी पर बैठ जाएँ और पीठ को सीधा रखें। दोनों पैरों को सीधा रखते हुए फर्श पर टिकाकर रखें। एक पैर को ऊपर की ओर ले जाएँ, दस तक गिनें और धीरे–धीरे वापस फर्श तक जाएँ। इसके बाद दूसरे पैर

को ऊपर की ओर ले जाएँ। दोनों पैरों को बारी–बारी से पाँच बार ऊपर ले जाएँ।

**पेट की मांसपेशियों को मजबूत करने के लिए आंशिक रूप से बैठें**

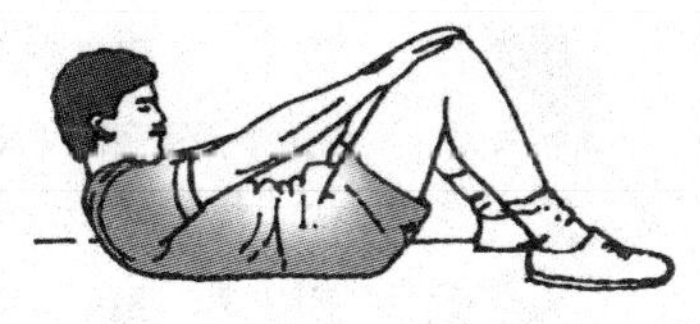

पीठ के बल लेटकर दोनों घुटनों को मोड़ लें और दोनों तलवों को फर्श पर सीधा रखें। अब सिर और कंधों को धीरे–धीरे ऊपर उठाएँ और दोनों हाथों को घुटनों तक लाएँ। दस तक गिनें और सिर तथा कंधों को वापस फर्श तक लाएँ। इस प्रक्रिया को पाँच बार दोहराएँ।

**कमर और कूल्हे की मांसपेशियों को मजबूत करने के लिए पैर को पीछे की ओर ले जाएँ**

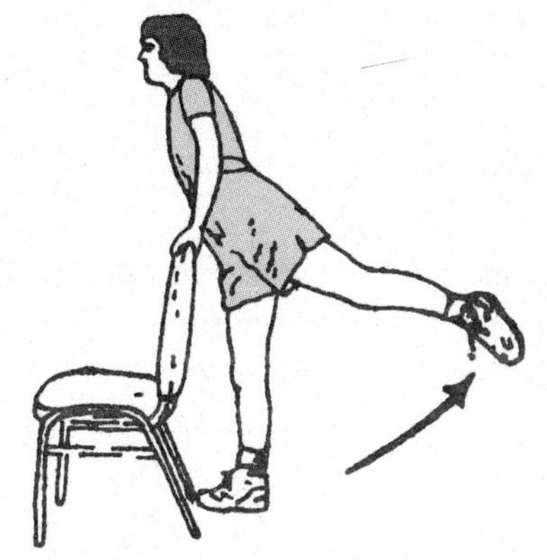

एक कुरसी के पीछे खड़े हो जाएँ और दोनों हाथों से कुरसी के पिछले हिस्से को पकड़ लें। घुटने को सीधा रखते हुए एक पैर को पीछे की ओर ऊपर ले जाएँ। फिर धीरे–धीरे वापस फर्श तक लाएँ। अब दूसरे पैर को पीछे की ओर ऊपर ले जाएँ। इस तरह दोनों पैरों को बारी–बारी से पाँच बार ऊपर ले जाएँ।

**कमर पर दबाव कम करने के लिए कुछ व्यायाम**

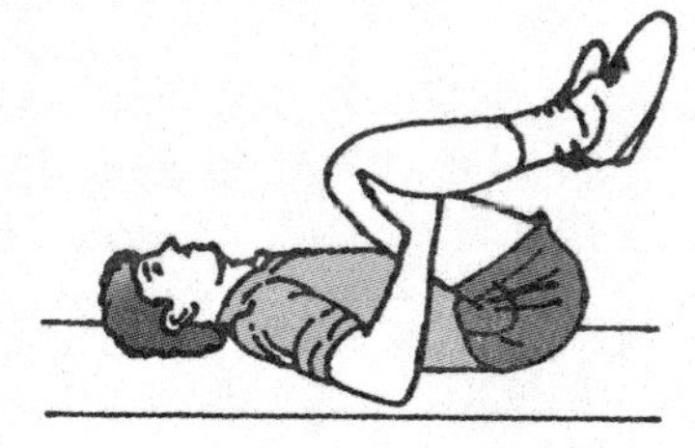

फर्श या बिस्तर पर पीठ के बल लेट जाएँ, दोनों घुटनों को मोड़ लें और दोनों तलवों को सीधा फर्श या बिस्तर पर रखें। अब दोनों हाथों को घुटनों के नीचे रखकर धीरे–धीरे दोनों घुटनों को जहाँ तक संभव हो छाती के नजदीक

लाएँ। सिर को बिलकुल न उठाएँ और दोनों पैरों को सीधा न करें। फिर पैरों को वापस फर्श या बिस्तर तक लाएँ। यह प्रक्रिया पाँच बार दोहराएँ।

### खड़े होकर किए जाने वाले व्यायाम

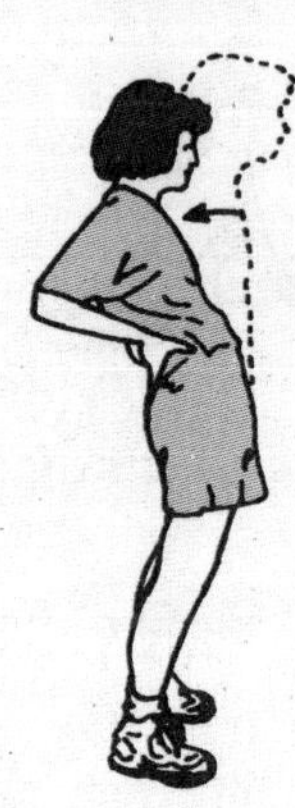

दोनों पैरों को थोड़ा अलग रखते हुए सीधे खड़े हो जाएँ। दोनों हाथों को कमर पर रखें और घुटनों को सीधा रखें। अब कमर से पीछे की ओर, जहाँ तक संभव हो झुकें। इस स्थिति में एक से दो सेकंड तक रहें, फिर धीरे–धीरे सीधे हो जाएँ। इस प्रक्रिया को पाँच बार दोहराएँ।

□

# कमर दर्द और योग

योग के अंदर विभिन्न प्रकार की शारीरिक मुद्राएँ आती हैं, जिन्हें आसन कहा जाता है। इसके साथ ही इसमें श्वसन की तकनीकों का भी समावेश होता है, जिन्हें प्राणायाम कहा जाता है। कभी बहुत आसान तो कभी–कभी काफी मुश्किल शारीरिक मुद्राओं और श्वसन तकनीकों के जरिए योग का उद्‌देश्य इसका अभ्यास करनेवाले को विविध प्रकार के शारीरिक और मानसिक लाभ पहुँचाना होता है।

## योग के शारीरिक लाभ

**सुदृढ़ता**—योग से विभिन्न मांसपेशियों और मांसपेशी समूहों में सुदृढ़ता आती है। योगासनों का उद्‌देश्य असुविधाजनक मुद्राएँ बनाना नहीं है, बल्कि इसके लिए एकाग्रता और पूरे शरीर की विशेष मांसपेशियों के प्रयोग की जरूरत होती है। योगासन की इन मुद्राओं का अभ्यास मांसपेशियों को मजबूत बनाता है तथा इसमें विभिन्न गतिविधियाँ भी शामिल होती हैं।

योग की कई मुद्राएँ कमर की मांसपेशियों को धीरे–धीरे सुदृढ़ बनाने के साथ–साथ उदरीय मांसपेशियों को भी मजबूत करती हैं। कमर और उदर की मांसपेशियाँ रीढ़ के मांसपेशीय जाल का बेहद अहम अंग होती हैं। इनसे शरीर के ऊपरी हिस्से की गतिविधियाँ और मुद्राएँ ठीक बनाए रखने में मदद मिलती है। जब ये मांसपेशियाँ सही अनुकूलन की अवस्था में होंगी तब कमर दर्द से बचाव अथवा उसे कम किया जा सकता है।

**खिंचाव**—योग में मांसपेशियों का खिंचाव और ढीला छोड़ने की क्रियाएँ शामिल होती हैं। इससे तनावयुक्त मांसपेशियों से तनाव कम हो जाता है। योग में एक व्यक्ति को कुछ सामान्य और सरल मुद्राओं में 10 से

60 सेकंड रहना होता है। इन शारीरिक मुद्राओं में बने रहने के दौरान मुद्राएँ लचीली होती हैं तो कुछ खिंचाव आता है। इस प्रकार मांसपेशियों व जोड़ों में लचीलापन बढ़ता है और दबाव कम होता है। जिन लोगों की कमर के निचले हिस्से में दर्द की शिकायत है उनके लिए खिंचाव (स्ट्रेसिंग) बहुत जरूरी है। उदाहरण के लिए, हेमस्ट्रिंग मांसपेशियाँ, जो जाँघों के पीछे की ओर होती हैं, में खिंचाव से मांसपेशियों के फैलाव में मदद मिलती है, जिससे कमर के निचले हिस्से में तनाव काफी कम हो जाता है। इसके अतिरिक्त, योग के खिंचाववाले आसनों से रक्त प्रवाह में तेजी आती है, पोषक तत्त्वों का भी प्रवाह बढ़ता है, अपशिष्ट और विषैले पदार्थ बाहर आते हैं और कमर के निचले हिस्से की मांसपेशियों और कोमल कोशिकाओं/ऊतकों का संपूर्ण पोषण होता है।

योगासनों के दौरान श्वास प्रक्रिया का बहुत महत्त्व होता है। जब हम एक मुद्रा में स्वयं को रोकते हैं तो उस समय साँसें भी नियंत्रित करनी होती हैं। इसके अलावा, इसका उद्देश्य दोनों नासिकाओं से गहरी, खुली और लयगत साँस लेना व छोड़ना है। सही अर्थों में तो साँस प्रक्रिया की सटीकता पर ही योगासनों की सफलता निर्भर होती है। इसमें दबाव मुक्त शरीर और उचित रक्त प्रवाह बनाने पर जोर दिया जाता है।

**मुद्राएँ, संतुलन और शारीरिक संरक्षण**—योगासनों का उद्देश्य शरीर को स्वस्थ और लचीला बनाना है। आसनों का लगातार अभ्यास करने से मुद्राओं में सुधार होगा और सिर, कंधे और श्रोणीय संरेखण के साथ पूरे शारीरिक संतुलन में वृद्धि होगी। इसके अतिरिक्त योग में शरीर को लचीला और सुदृढ़, दोनों बनाया जाता है जो अन्य व्यायाम पद्धतियों में नहीं होता।

यही मुद्राएँ और उचित शारीरिक संरेखण, जो रीढ़ की स्वाभाविक गतिशीलता बनाए रखता है, कमर के निचले हिस्से के दर्द को कम करने और इससे छुटकारा पाने में महत्त्वपूर्ण होता है।

इससे अभ्यास के साथ–साथ जानकारी भी बढ़ती है। विशेष प्रकार की शारीरिक मुद्राएँ और गतिविधियाँ न केवल शरीर को फुरतीला बनाती हैं, बल्कि शारीरिक सीमाएँ समझने में भी मदद करती हैं। जानकारी बढ़ने से लोग बचाव के उपाय अपनाने लगते हैं, क्योंकि उन्हें पता होता है कि कौन सी शारीरिक गतिविधियाँ या हरकतें हानिकारक और कौन सी लाभकारी हैं।

## योग के मानसिक लाभ

हाथ योग का अभ्यास करने से अभ्यर्थी का मस्तिष्क ध्यान करने के लिए तैयार हो जाता है, जिससे तनाव घटता है और अच्छा महसूस होता है। ये मानसिक सुप्रभाव योग के लाभकारी उपायिक लाभों में महत्त्वपूर्ण भूमिका निभाते हैं।

जो लोग कमर दर्द से पीड़ित हैं, उनपर एक विशेष मानसिक अवस्था का प्रभाव पड़ने के बारे में कई तथ्य उपलब्ध हैं—

- कई लोगों का मानना है कि कमर दर्द में प्रत्यक्ष अनुभूतियों के कारण भी बढ़ोतरी होती है। नकारात्मक मनोवैज्ञानिक और भावनात्मक कारक कमर की दैहिक संरचना में तो कोई परिवर्तन नहीं करते, लेकिन ये पहले से स्थित समस्या को बढ़ाते अवश्य हैं। इसलिए दर्द की भावना को ध्यान के द्वारा कम करने से भी कमर दर्द में राहत मिलती है।
- कुछ दूसरे लोग मानसिक कारकों को और एक कदम बढ़कर महत्त्व देते हैं। उनका मानना है कि मनोवैज्ञानिक और भावनात्मक कारक ही दर्द के अहसास के प्रारंभिक कारक होते हैं और यही शारीरिक बदलावों का भी कारण बन सकते हैं। कई कारणों से उच्च तनाव और नकारात्मक भावनाएँ कमर दर्द उत्पन्न कर सकते हैं। इससे दोबारा नकारात्मक मनोवैज्ञानिक और भावनात्मक अहसास में वृद्धि होती है और यह क्रम स्थायी हो जाता है। योग लोगों को आसन और मुद्राएँ बनाए रखने तथा श्वास प्रक्रिया पर अपनी शक्ति को केंद्रित करना सिखाता है। विधिपूर्वक साँस प्रक्रिया से मस्तिष्क में ऑक्सीजन का प्रवाह बढ़ता है और मस्तिष्क व शरीर के अंतर्गत एक तारतम्य स्थापित होता है। यह प्रक्रिया आसनों के साथ और कभी–कभी ध्यान के साथ मिलकर तनाव और उत्तेजना का नाश करती है, जिसमें मनोवैज्ञानिक और भावनात्मक कारणों से उत्पन्न कमर दर्द से छुटकारा मिलता है।

दिलचस्प है कि कई योग मुद्राएँ विभिन्न शारीरिक पद्धतियों के चिकित्सकों द्वारा सामान्य रूप से अपनाई जा रही हैं। कमर दर्द की शिकायतवाले जिन मरीजों ने पहले ही किसी दूसरी शारीरिक पद्धति से उपचार कराया है, उन्हें योग की कई मुद्राएँ परिचित लगेंगी।

योग मुद्राओं से शरीर में किसी प्रकार की पीड़ा, सुन्नता या झुनझुनी का

अहसास नहीं होना चाहिए। अगर इस तरह का कोई अहसास होता है, तो आपको धीरे–धीरे और प्यार से उस मुद्रा से बाहर आ जाना चाहिए। कुछ साधारण रूपांतरण या संशोधन कमर की शिकायतवालों के लिए सहायक हो सकता है। उदाहरण के लिए, जब जमीन पर पीठ के बल लेटें तो नीचे कोई तकिया या कंबल घुटनों के पिछले हिस्से पर लगा सकते हैं, ताकि कमर पर तनाव कम हो जाए। एक अच्छे योग आचार्य या प्रशिक्षक के निर्देशन में कोई भी व्यक्ति नियमित योगाभ्यास करके फायदा उठा सकता है। यहाँ तक कि वे लोग भी, जो तीव्र कमर दर्द से पीड़ित हों या कमर पर शल्य क्रिया कराई हो, उनके लिए भी कई योगासन हैं जो लाभदायक हो सकते हैं।

□

# कमर दर्द और तनाव

तनाव तो जीवन का एक हिस्सा है, जब तक साँस है तब तक मानसिक तथा शारीरिक तनाव रहेगा ही। यह तनाव कम हो सकता है, लेकिन खत्म नहीं हो सकता। आखिर तनाव है क्या? हमारा शरीर और मन किस प्रकार दिन भर की परेशानियों, कठिनाइयों का सामना करता है और उनको सुलझाता है? उन परेशानियों से हानेवाले असर को दबाव कहते हैं। ज्यादा तनाव और दबाव शारीरिक दर्द को बढ़ाता है। यह शरीर को दूसरे कार्यों को करने में असमर्थ बना देता है। तनाव से होनेवाले रोगों में से एक रोग जोड़ों का दर्द है। जिन लोगों को जोड़ों का दर्द या और कोई बीमारी होती है, उनकी कठिनाइयाँ भी वैसी ही होती हैं जैसे किसी आम व्यक्ति की। हर मनुष्य तनावग्रस्त होता है। कोई भी यह नहीं कह सकता कि वह पूर्ण रूप से सुखी है। पहले से किसी रोग से ग्रस्त व्यक्ति का तनाव तो और भी बढ़ जाता है। वह दूसरों पर बोझ बन जाता है। उसको अपने रहन–सहन के ढंग को या फिर अपने मनपसंद कार्यों को भी त्यागना पड़ सकता है तथा शारीरिक रूप से भी उसमें बदलाव आ जाते हैं।

### कमर दर्द और तनाव

तनाव होना तो आजकल एक आम बात हो गई है। तनाव जीवन का एक भाग है। जीवन में कई घटनाएँ ऐसी होती हैं, जो कि जीवन को अस्त–व्यस्त कर देती हैं; जैसे पुरानी जगह को छोड़कर नई जगह पर जाना, नौकरी का छूट जाना, शादी या तलाक होना, किसी निकटवर्ती व्यक्ति या परिजन की मृत्यु हो जाना। कई बार तो अपनी आजीविका के चक्कर में भी जीवन में इतना तनाव आ जाता है कि मनुष्य हिम्मत हार जाता है। जिन लोगों को कमर दर्द होता

है उनका तनाव भी वैसा ही होता है जैसे आम लोगों का। कमर दर्द के कारण मानसिक और शारीरिक तनाव भी होता है। कई बार तो किसी पुराने रोग से ग्रस्त होने के कारण भी मानसिक तनाव उत्पन्न हो जाता है। जिन लोगों को कमर दर्द की बीमारी होती है वे अपने शरीर पर ही नहीं, बल्कि अपने घरवालों पर भी बोझ बन जाते हैं। वे अपने हर कार्य के लिए दूसरों पर निर्भर होते हैं। उन्हें अपने जीवन के रहन–सहन, खान–पान के व्यवहार में बदलाव लाना अत्यंत आवश्यक है। लेकिन यह सब करना इतना आसान नहीं है। कई बार ऐसा करने से व्यक्ति को मानसिक एवं शारीरिक तनाव का शिकार बनना पड़ता है। देखा जाए तो कमर दर्द और तनाव का होना एक–दूसरे से संबंधित होते हैं। जब कभी मानसिक एवं शारीरिक तनाव की स्थिति आती है, हमारी मांसपेशियों में एक खिंचाव सा पैदा हो जाता है।

मांसपेशियों में खिंचाव उत्पन्न होने से शरीर में दर्द उत्पन्न होता है। तनाव के साथ–साथ दर्द बढ़ता ही चला जाता है। तनाव से दर्द होना एक स्वाभाविक क्रिया है। ये एक–दूसरे से पूर्ण रूप से संबंधित होते हैं। अगर तनाव है तो दर्द का होना और अगर दर्द है तो तनाव का होना भी स्वाभाविक है। यदि तनाव को नियंत्रित कर लिया जाए तो चिकित्सक की सहायता के बिना भी दर्द से छुटकारा पाया जा सकता है। मानसिक और शारीरिक दबाव को हमारा शरीर जल्द ही ज्ञात कर लेता है। तनाव के पलों में हमारा शरीर कुछ रासायनिक तत्त्वों को मुक्त करता है, जिससे शारीरिक क्रियाओं में बदलाव आते हैं—जैसे कि दिल की धड़कन का तेज होना, साँस लेने में तकलीफ, रक्तचाप का बढ़ जानां तथा थकावट महसूस होना। ये सब बदलाव तनाव का संकेत देते हैं।

ये सब शारीरिक बदलाव हमारे शरीर को अत्यधिक शक्ति और बल देते हैं। हमारे शरीर को तनाव के समय में भी अत्यधिक कार्य करने के लिए समर्थ बना देते हैं, जैसे किसी विषय पर भाषण देना, किसी मरीज को देखना या फिर किसी से लड़ना हो।

अगर तनाव के दौरान सावधानी बरती जाए तो शरीर अपने आपको सँभाल लेता है और तनाव के कारण होनेवाले नुकसान भी नहीं होते हैं। लेकिन अधिकांश लोग आरामपरस्त होते हैं, दर्द हुआ, दवाई ली और बस सबकुछ ठीक हो गया। अगर सावधानी नहीं बरती जाती है तो शरीर को काफी नुकसान उठाना पड़ता है।

शारीरिक बदलाव से तो आप खिंचाव को महसूस कर सकते हैं, लेकिन मानसिक स्तर पर इसे महसूस नहीं कर सकते। हर व्यक्ति की मानसिक प्रतिक्रियाएँ अलग–अलग होती हैं और ये प्रतिक्रियाएँ समय के अनुसार भी होती हैं। प्रत्येक के मानसिक भाव अलग–अलग होते हैं, जैसे—गुस्सा, डर, खुशी, तनावग्रस्त होना आदि। दबाव या तनाव अगर कम होता है तो व्यक्ति अपना जीवन सुख एवं शांति से व्यतीत कर सकता है; लेकिन अगर तनाव ज्यादा हो तो व्यक्ति का जीवन नीरस एवं नरक बन जाता है।

हर व्यक्ति अलग–अलग स्थितियों में अलग–अलग तरह से व्यवहार करता है। सबका मानसिक स्तर भी अलग होता है। कुछ लोगों को कार्य जल्दी करना और व्यस्त रहना अच्छा लगता है, तो कुछ लोगों को उसी कार्य को धीरे–धीरे करने में आनंद आता है और कुछ लोगों को सुस्त रहना पसंद है। अगर अपने तनाव को नियंत्रण में रखना सीख लिया जाए तो दर्द को काफी कम किया जा सकता है, स्वस्थ रहा जा सकता है और अपने रोग को भी नियंत्रण में रखा जा सकता है।

## तनाव के कुछ लक्षण

- थकावट होना या किसी कार्य से मन ऊब जाना।
- मांसपेशियों पर ज्यादा दबाव।
- हर समय चिंताग्रस्त होना।
- भोजन का सही तरह से पाचन न होना।
- अधीरता और व्यग्रता।
- पर्याप्त नींद न आना।
- ठंड लगना या बहुत ज्यादा पसीना आना।
- भूख न लगना या भूख का बढ़ जाना।
- कमजोरी महसूस होना, चक्कर आना, सिरदर्द होना, पेट में दर्द या फिर गरदन में दर्द होना आदि इस रोग के लक्षण हैं।

यह जरूरी नहीं है कि ये लक्षण केवल तनाव के कारण ही हों, बल्कि अन्य रोगों के कारण भी हो सकते हैं।

तनाव को नियंत्रित करने के लिए भी कुछ मेहनत करनी पड़ेगी। यह सब अपने लिए करना है और स्वयं ही करना है। हमेशा याद रखें, नियंत्रण में रखने का कार्य आप अपने लिए कर रहे हैं, दूसरों के लिए नहीं।

## तनाव को नियंत्रण में रखने के कुछ सूत्र

- तनाव को कम करना सीखें।
- अपनी कमियों को स्वीकार करें, उन्हें दूर करने की कोशिश करें।
- तनाव से बचने के लिए पूरी सावधानी बरतें।

## आपका शरीर तनाव और दबाव को किस तरह सँभालता है?

जब भी शरीर में तनाव बढ़ता है तब हमारी मांसपेशियाँ पूर्ण रूप से दबाव में आ जाती हैं। यह तनाव व दबाव दर्द को बढ़ाता है और कार्य करने की क्षमता को कम कर देता है। उस समय आप अपने आपको असहाय महसूस करते हैं। अकारण दर्द होना, असहाय महसूस करना ये सब तनाव के अधिक बढ़ जाने से होता है। ज्यादा तनाव हमारे शरीर के लिए बहुत नुकसानदायक होता है। अधिक चिंता करके इनसान अपने आपको और अपने परिवारवालों को असहाय बना देता है। चिंता करने से क्या होता है? क्या वह चीज हमें मिल जाएगी जिसके लिए हम चिंतित हैं। नहीं, कभी नहीं। अगर आप अपने तनाव को नियंत्रण में रख लें तो इस कष्ट से मुक्ति पा सकते हैं।

## शारीरिक बदलाव

जब हमारा शरीर तनावग्रस्त हो जाता है तब कुछ रासायनिक तत्त्वों को संचार में मुक्त करता है। इन तत्त्वों के कारण हमारे शरीर में कुछ बदलाव आते हैं, जैसे—धड़कन का तेज होना, साँस उखड़ना, रक्तचाप में तेजी तथा मांसपेशियों पर अधिक दबाव पड़ना अर्थात् दर्द का उत्पन्न होना। अगर हम अपने तनाव को नियंत्रण में रखें और इसके कारण को समझ लें, तो अपने शरीर में हुए नुकसान की फिर से भरपाई कर सकते हैं। लेकिन लोग इस बात को समझने की कोशिश नहीं करते कि तनावग्रस्त होकर वे अपने ही शरीर को हानि पहुँचाते हैं, दूसरों के शरीर को नहीं। कभी–कभी तनाव के कारण सिर में दर्द, पाचन शक्ति में कमी तथा और भी कई तरह की बीमारियाँ शरीर में प्रवेश करती हैं। विज्ञान की दृष्टि से कभी–कभी ज्यादा तनाव हमारे शरीर को खोखला कर देता है, जैसे—बीमारियों से लड़ने की शक्ति कम हो जाती है, थकावट रहती है तथा और भी कई प्रकार की शारीरिक समस्याएँ उत्पन्न हो जाती हैं।

## मानसिक बदलाव

तनाव शारीरिक रूप से ही नहीं, बल्कि मानसिक रूप से भी इनसान को नुकसान पहुँचाता है। शरीर और मन का सीधा संबंध है। हर इनसान हर अवस्था में अलग–अलग तरह से व्यवहार करता है, कभी शांति से तो कभी गुस्से से। हर मनुष्य की सोच दूसरे मनुष्य से अलग होती है। तनाव के कारण मन में अलग–अलग तरह के भाव उभरते हैं, जैसे—गुस्सा, डर, असहाय महसूस करना, अपना नियंत्रण खो देना। थोड़ा तनाव होने पर मनुष्य अपना कार्य पूर्ण रूप से कर सकता है, लेकिन ज्यादा तनाव के कारण इनसान कार्य नहीं कर पाता, साथ–ही–साथ गलतियाँ करना भी शुरू कर देता है। मनुष्य को यह ज्ञात नहीं रहता कि वह क्या कर रहा है।

## अपने तनाव को नियंत्रण में कैसे रखें?

तनाव के कुछ लक्षण होते हैं, जैसे—

- थकावट ज्यादा महसूस होना,
- दर्द का उत्पन्न होना,
- हर समय दुःखी रहना,
- जल्दी गुस्सा आना,
- पाचन शक्ति में कमी,
- कमजोरी महसूस करना,
- पर्याप्त नींद न आना,
- ठंड तथा पसीना ज्यादा आना,
- भूख न लगना या फिर बहुत अधिक भूख लगना,
- सिर दर्द या फिर पीठ में दर्द।

कई बार तो ये लक्षण केवल तनाव की वजह से ही नहीं, बल्कि किसी और कारण से भी हो सकते हैं, जैसे—फ्लू। अगर आपको लगता है कि ये लक्षण तनाव की वजह से होते हैं तो अपने चिकित्सक से इस बारे में सलाह लें। अपने रोग को समझें और फिर उसपर कैसे नियंत्रण पाया जाए, यह समझें। अगर आप चाहेंगे तो इस तनाव से आसानी से मुक्ति पा सकते हैं।

## अपने तनाव के कारण को ढूँढें और समझें

जीवन में तनावग्रस्त होना कोई बड़ी बात नहीं है। जिस तरह हर

समस्या का समाधान होता है, उसी प्रकार तनाव का भी समाधान किया जा सकता है। तनाव होने का कोई–न–कोई कारण तो होता ही है, अर्थात् उस कारण को ढूँढ़ना और समझना बहुत आवश्यक है। इसलिए अपने तनाव के कारण को जानें। अगर आप अपने तनाव का कारण समझ लेते हैं तो आगे जीवन में, उस परिस्थिति में कैसे व्यवहार करेंगे, यह आप जान सकते हैं। इसलिए किन कारणों से और किस समय तनाव पैदा होता है, उनकी एक लिखित सूची बनाकर रखें।

अपने आपको शारीरिक एवं मानसिक तनाव से बचा सकते हैं। इसके साथ–साथ अपने शारीरिक एवं मानसिक बदलावों की भी लिखित सूची बनाएँ। ऐसा करने से आप तनाव के समय उचित रूप से व्यवहार कर सकते हैं।

## स्थिति में परिवर्तन लाएँ

परिवर्तन तो प्रकृति का नियम है। हर चीज समय के अनुसार बदलती है। एक बार तनाव के कारणों की सूची बनाकर उन कारणों का मनन करें। उनमें यह देखें कि आप किन बातों को बदल सकते हैं और किन बातों को नहीं। आप चाहें तो तनाव को बहुत हद तक कम कर सकते हैं।

## तनाव से शरीर को प्रभावित होने से बचाएँ

तनाव से शारीरिक एवं मानसिक हानि होती है। तनाव सोचने–समझने की शक्ति को कम कर देता है। किसी भी कार्य को करने में असमर्थ कर देता है। इसलिए आपको तनाव को दूर करने का पूर्ण प्रयास करना चाहिए और अपनी जिंदगी सुख–चैन से बितानी चाहिए। विश्राम करने का मतलब यह नहीं कि आप बस चुपचाप बैठ जाएँ और शांत रहें। इसका अर्थ है कि आप खुद को काबू में रखें। शांत रखने के लिए स्वयं को हमेशा किसी–न–किसी छोटे–मोटे कार्य में व्यस्त रखें, व्यायाम करें, घूमें–फिरें आदि। तनाव से बचने के लिए अपनी सहनशक्ति को बढ़ाएँ।

अगर तनाव का सही समय पर समाधान न किया जाए तो यह शरीर के लिए हानिकारक सिद्ध हो सकता है। शरीर का सही प्रकार से ध्यान रखकर आप शरीर को तनावग्रस्त होने से बचा सकते हैं। शरीर को स्वस्थ रखना बहुत ही आवश्यक है।

## तनाव को कम कैसे करें

### 1. अपने जीवन में तनाव के कारण को ज्ञात करें

आप इतने तनावग्रस्त क्यों हैं? आखिर आपके तनाव का कारण क्या है? आप इतने चिंतित क्यों हैं? आपकी चिंता का कारण शायद आप स्वयं ही हैं। यदि एक बार आपको पता चल जाए कि आपके तनाव के कारण क्या हैं, तो आप स्वयं ही फैसला कीजिए कि आप उन्हें दूर कर सकते हैं या नहीं। एक डायरी बनाएँ, जिसमें प्रतिदिन लिखें कि आपको किस कारण तनाव होता है। अगर इसका कोई शारीरिक कारण है तो उसे भी सूची बनाकर सुलझाने की कोशिश कीजिए। ऐसी बातों से स्वयं को हमेशा दूर रखिए जिससे आपको लगता है कि तनाव बढ़ रहा है। इस तरह आपको यह जानने में आसानी होगी कि वे कौन सी बातें हैं जिनके कारण आपको तनाव होता है और आप उनका समाधान भी निकाल सकते हैं। उदाहरण के लिए, आप टी.वी. देख रहे हैं और उसमें कोई ऐसा कार्यक्रम आ रहा है, जिससे आपका तनाव बढ़ रहा है, तो ऐसा कार्यक्रम देखना बंद कर दीजिए। अर्थात् हमेशा वही कार्य करने की कोशिश कीजिए, जिससे आपको खुशी मिले और तनाव कम हो।

### 2. अपने विचार और भावनाओं का दूसरों के साथ आदान–प्रदान करें

अपने विचारों और भावनाओं को दूसरों के साथ बाँटने से मानसिक तनाव कम हो जाता है, इससे मन हलका होता है और मानसिक शांति बनाए रखने में भी बहुत मदद मिलती है। अर्थात् अपने घर के सदस्यों से, साथ काम करनेवालों से और कोई भी ऐसा व्यक्ति जो आपके करीब हो, उससे बात करके आप अपना तनाव कम कर सकते हैं।

ऐसा कोई भी काम, जो आपसे नहीं हो पा रहा है, उसे जबरदस्ती करने की कोशिश न करें। अर्थात् ऐसे कार्य न करें, जो आपके मस्तिष्क पर दबाव डालते हैं।

हर कार्य एक सीमा में करें। अपनी शक्ति और समय का सही तरीके से प्रयोग करें, अगर आप ऐसा नहीं कर सकते, तो आप एक अच्छे दोस्त, अच्छे प्रेमी और अच्छे माता–पिता कभी नहीं बन सकते।

अगर आपको कमर दर्द है तो इसके बारे में सबको बताएँ। अगर कमर दर्द के कारण आपकी काम करने की शक्ति कम हो रही है तो आप यह बात दूसरों को भी बता सकते हैं। अगर आप कमर के दर्द के बारे में दूसरों को

बताते हैं तो दूसरों को भी इस रोग के बारे में जानकारी हो सकती है, नहीं तो यह रोग आप तक ही सीमित रह जाएगी अर्थात् दूसरों को भी इसके कारण और प्रभाव बताएँ तथा अपने विचारों का आदान–प्रदान करें।

जहाँ तक हो सके अपना गुस्सा और अपनी कमजोरियाँ दूसरों पर व्यक्त न करें अथवा कोई ऐसा कार्य न करें जिससे दूसरों के मन को दुःख पहुँचे। अगर आपको कभी किसी की वजह से गुस्सा आ रहा है तो यह कहने की कोशिश कीजिए कि 'मुझे गुस्सा आ रहा है' बजाय यह कहने से कि 'तुम मुझे गुस्सा दिला रहे हो'। इससे आपकी बात भी पूरी हो जाएगी और किसी के मन को चोट भी नहीं लगेगी। अगर आप किसी को मुँहतोड़ जवाब देंगे तो इससे उसके मन को दुःख पहुँच सकता है और समस्या बढ़ सकती है। अपनी भावनाओं को सही तरीके से व्यक्त करने की कोशिश करें, इससे आपसी संबंध सुधरेंगे और आपकी भावनाएँ व्यक्त करने की शैली में सुधार होगा। कोई ऐसा तरीका ढूँढ़ने की कोशिश करें जिससे आपको लगता है कि आपका गुस्सा कम होता है। अगर आप अपना गुस्सा मन में ही रखेंगे तो इससे मानसिक तनाव ज्यादा बढ़ेगा। आप कोई ऐसा कार्य करें जिससे तनाव कम करने में मदद मिलती हो, जैसे—गाने सुनना, अपने प्रिय दोस्त से बातें करना या फिर बगीचे में काम करना। ऐसे कई कार्य करके आप अपना तनाव कम कर सकते हैं।

**3. अपने आपको कभी उदास न होने दें**

कमर के दर्द के कारण आप परेशान हो सकते हैं और आपके मन में उदासीनता आ सकती है। आपका मन तनावग्रस्त और दुःखी हो सकता है और आप पूरी तरह हताश भी हो सकते हैं। उदासीनता आपको विवश बना सकती है और आपका दर्द भी बढ़ सकता है।

कमर दर्द के कारण कई कार्य आप अच्छी तरह नहीं कर सकते; परंतु दूसरे लोग वही कार्य बेहतर ढंग से कर सकते हैं। ऐसी स्थिति में आपको अपने आप पर गुस्सा आ सकता है या दया आ सकती है, परंतु इससे आपको यह पता चल सकता है कि कमर दर्द से पीड़ित लोगों में अकसर ऐसी स्थिति पाई जाती है।

अकसर उदास होने से आपको यह पता चलता है कि आप अपने जीवन में कठिनाइयों का सामना किस तरह से करते हैं। अगर आपके मन में यह बैठ गया है कि आप उस उदासी का कोई हल नहीं निकाल सकते, तो ऐसी

स्थिति में आप चाहे जितनी कोशिश कर लें, आप उन कठिनाइयों का सामना कर ही नहीं सकते, आपके मन में ऐसी मुसीबतों का सामना करने की क्षमता होनी चाहिए।

आप अपने आप में यह एहसास कीजिए कि आप अपनी इस स्थिति के लिए स्वयं जिम्मेदार हैं। जब आप यह एहसास कर लेंगे तभी आप अपना मन सही कर पाएँगे और तनाव भी दूर कर पाएँगे।

अपना ध्यान स्वयं रखें। ऐसे कार्य करें जिससे आप अपना ध्यान अधिक–से–अधिक रख सकें। कुछ अच्छा व मजेदार खाना खाइए या फिर ऐसी क्रिया करें, जो आपको शांति प्रदान करती है।

अपने आपको हमेशा किसी–न–किसी कार्य में व्यस्त रखें। कभी अकेले उदास न बैठें। हमेशा किसी–न–किसी कार्यक्रम में भाग लेते रहें, जैसे– समाज सुधार के कार्यों में भाग लें।

नई–नई क्रियाओं में भाग लेते रहें, ताकि आप अपने आपको और अच्छी तरह विकसित कर सकें। नई खोज करते रहें, जैसे कि कोई शौक या ऐसा कोई कार्य जो आपको अच्छा लगता हो। अपने रिश्तेदारों एवं दोस्तों से हमेशा बात करते रहें। अगर आप उनसे स्वयं जाकर नहीं मिल सकते तो संपर्क जरूर करते रहें।

हमेशा पता लगाते रहें कि आपकी उदासी का क्या कारण है और भविष्य में उन्हें सुधारने की कोशिश करते रहें। अगर आपको महसूस होता है कि आपके मन में दो या तीन हफ्ते से ज्यादा उदासी है या आपका मन ठीक नहीं है या फिर आप बहुत ज्यादा खा रहे हैं या बहुत कम भोजन ले रहे हैं या उदासी ज्यादा बढ़ रही है, निराशा अधिक हो रही है तो इस तरह की उदासी का मतलब है कि आपकी शारीरिक व मानसिक स्थिति ठीक नहीं है। आपको इस तरह की हालत में जल्द ही अपने चिकित्सक से संपर्क करना चाहिए और ढंग से उपचार करवाना चाहिए। ऐसी हालत में कई दवाएँ आती हैं, जो सही उपचार करने में मदद कर सकती हैं।

### 4. अपनी जिंदगी को एक सुलझी हुई जिंदगी बनाए रखें

हमेशा ऐसे कार्यों की ओर ध्यान दें जो आप ठीक प्रकार से कर सकते हैं। अपने मन मे निश्चय कर लें कि कौन से कार्य करने जरूरी हैं और कौन से ऐसे कार्य हैं जो व्यर्थ हैं। कई ऐसे कार्य भी होंगे जो आपके लिए जरूरी हों, मगर क्या सच में ये कार्य जरूरी हैं? कई कार्य ऐसे होते हैं, जो केवल

मन को भाते हैं, जैसे—घर के सदस्यों को आपका घर में रहना ज्यादा अच्छा लगता है और आपको घर में देखकर ज्यादा खुश रहते हैं।

दूसरों से हमेशा मदद लेते रहें और उनसे प्यार से बात करें। रोज नई और आसान तरकीब ढूँढ़ें, जिससे काम आसान हो जाए।

**5. अपने समय और अपनी शक्ति का सदुपयोग करें**

अकसर जब आपको ज्यादा दर्द होता है तो आपके अंदर आत्मबल होता है। अगर आप अचानक दिन में काम करना शुरू कर दें तो आपको ज्यादा मेहनत करनी पड़ती है, अर्थात् अपनी शक्ति को बचाने के लिए जो काम अगले दिन करने हों उनकी सूची पहले ही रात में बना लें, जिससे कि सोचने में बेकार होनेवाली ऊर्जा बच जाए और काम ज्यादा अच्छी तरह से हो पाए। जो काम ज्यादा तनावपूर्ण और कठिन हों, उन्हें जितना हो सके दिन में जल्दी खत्म कर लें। आपको जो काम करने हैं उनकी सूची पहले ही बना लें, ताकि बाद में ज्यादा सोचने की जरूरत न पड़े और सारे काम नियमित रूप से और समय पर हो जाएँ।

**6. अपने जीवन लक्ष्य का सही चुनाव करें**

हर व्यक्ति का एक जीवन लक्ष्य होता है और जब वह अपना लक्ष्य प्राप्त कर लेता है तो उसे बहुत सुकून मिलता है। हमेशा ऐसा लक्ष्य रखें जो छोटे समय में पूर्ण हो जाए। कमर का दर्द कभी भी हो सकता है, इस वजह से अपने समय का सदुपयोग करें और अपने लक्ष्य को जल्द ही पूरा करने की कोशिश करें। हमेशा इस बात पर विचार करें कि आपका जीवन लक्ष्य क्या है? आपके जीवन में जीवन लक्ष्य का क्या प्रभाव पड़ा है? कमर दर्द का इसपर कितना प्रभाव पड़ा है? आपके लिए अब क्या जरूरी है? आपको अब क्या प्राप्त करना है? अपने मन से हमेशा यह सवाल करें कि आपको क्या चाहिए?

**7. नशा करने से किसी समस्या का हल नहीं निकलता**

जो लोग ज्यादा नशा करते हैं, वे ज्यादा तनावग्रस्त रहते हैं। जितना ज्यादा तनाव होता है तो लोग उतना ही ज्यादा नशा करते हैं। कई लोग शराब, अफीम और अन्य नशीले पदार्थों का सेवन करते हैं; क्योंकि उन्हें लगता है कि इससे तनाव कम होता है या फिर इससे वह अपनी सारी परेशानियों से मुक्ति पा सकते हैं; लेकिन सच्चाई यह है कि इन सबसे आपको मुक्ति नहीं मिल सकती। इसका दुष्परिणाम लंबे समय में पता चलता है जब मन ज्यादा तनावग्रस्त हो जाता है। आपको अस्पताल से ऐसे किसी

कार्यक्रम के बारे में पता लगाना चाहिए, जिसमें तनाव को कैसे दूर करें, इसके बारे में अच्छी तरह से बताया जाए। अपनी परेशानियों को दूसरे लोगों के साथ बाँटें, जिन्हें आप जैसी समस्याएँ हों। परेशानी बाँटने से आपको अकेलेपन का एहसास नहीं होगा और इससे परेशानी को दूर कैसे किया जाए, इसका भी पता चल जाएगा।

**8. शारीरिक व मानसिक रूप से स्वस्थ रहने की कोशिश करें**

याद रखें कि कमर का दर्द केवल आपके स्वास्थ्य का एक भाग है। मगर कई बार लोग कमर दर्द की ओर इतना ज्यादा ध्यान देते हैं कि वे अपने शेष शरीर का ध्यान रखना ही भूल जाते हैं। केवल नशीली चीजों या धूम्रपान का सेवन ही नहीं रोकें, बल्कि अपने वजन, व्यायाम और स्वभाव को भी नियंत्रित करें। शारीरिक और मानसिक रूप से स्वस्थ रहने से आपकी काम करने की शक्ति बढ़ती है और आप तनावों से भी मुक्ति पा सकते हैं।

**9. अपने आपको खुश रखने की आदत डालें**

काम के साथ–साथ खेलने के लिए भी समय अवश्य निकालें। हमेशा स्वयं को ऐसे कार्यों में व्यस्त रखें, जिससे आपको खुशी मिले। हमेशा हँसने की कोशिश करें; क्योंकि हँसी दवा का काम करती है और इससे तनाव दूर होता है। स्वयं को और दुनिया को कभी गंभीर रूप से न लें, इससे आपका तनाव बढ़ सकता है। कभी भी बुरे खयाल मन में न लाएँ, क्योंकि इससे केवल आपके तनाव की मात्रा बढ़ती है और कुछ नहीं। अर्थात् हमेशा अच्छा सोचिए, इससे आपका काम करने का उत्साह बढ़ेगा और आप ज्यादा अच्छा महसूस करेंगे।

इस बात का एहसास कीजिए कि आप खुद को बदल सकते हैं, अन्य किसी को नहीं।

मान लीजिए कि आप क्या नहीं बदल सकते—अधिकांश लोग अपनी ऊर्जा दूसरों को ठीक करने में लगा देते हैं, कभी वे अपने बच्चों को, अपने घरवालों को या फिर अपने डॉक्टर को बदलना चाहते हैं। चाहते हैं कि सब उनके कहने पर चलें या फिर जो वे चाहते हैं वही करें। वे अपने विचार दूसरों पर थोपना चाहते हैं और जब वह देखते हैं कि उनके विचारों के अनुसार कुछ नहीं हो पा जा रहा है, उनको गुस्सा आता है और फिर स्वयं परेशान हो जाते हैं। हमेशा इस बात का ध्यान रखें कि आप किसी को नहीं बदल सकते। अगर कोई इनसान बदलता है तो वह इसलिए कि बस वह यह चाहता है। अर्थात्

आप किसी को नहीं बदल सकते, सब स्वयं अपने आपको बदल सकते हैं।

विश्राम करने से मानसिक तनाव काफी कम हो जाता है। बैठने या चुप रहने को विश्राम नहीं कह सकते, बल्कि यह एक ऐसी क्रिया है जिसमें हमें अपने मन की शांति और शरीर को पूरा आराम देना चाहिए। विश्राम कैसे किया जाए, यह सीखने में उतना ही समय लगता है जितना कि पहली बार साइकिल चलाने में। एक बार आपको सही ढंग से विश्राम करना आ जाए तो इससे आसान काम और कोई नहीं है।

याद रखिए कि दुनिया में कोई भी एक तरीका विश्राम करने के लिए पूर्ण नहीं है, अतः हमेशा अपने में ऐसे दो–तीन तरीके ढूँढ़िए जिससे आपको आराम मिलता है और उनमें से जो तरीका आपको सबसे अच्छा लगता है उसे अपनाएँ। अतः नीचे दिए गए कुछ ऐसे तरीके हैं, जिनसे आप पूर्ण रूप से विश्राम पा सकते हैं।

## विश्राम करने का सही तरीका अपनाइए

- विश्राम करने के लिए सबसे पहले शोरगुल से दूर रहें, किसी शांत जगह बैठें। लोगों से, टी.वी. और रेडियो तथा कोलाहलवाली जगह से दूर रहें।
- अपनी आँखें बंद कीजिए और मांसपेशियों को धीरे–धीरे आराम दें।
- मोमबत्ती जलाएँ और उसकी ज्योति पर लगातार अपना ध्यान केंद्रित करें इसके बाद अपनी आँखें बंद कर ज्योति की छवि को देखने की कोशिश करें।
- कल्पना करें कि सफेद बादल धीरे से आपके पास आया है। उसने आपके सारे दुःख व तनावों को समेट लिया है और ठंडी हवा के झोंके के साथ उड़ गया है। अपने साथ आपके सारे तनाव भी ले गया है।
- उस जगह के बारे में सोचें जहाँ आप पहले कभी गए हों और वहाँ आपको बहुत खुशी और शांति मिली हो, फिर वहाँ की सारी अच्छी घटनाओं को याद करें, इस तरह आपके मन–मस्तिष्क को आराम मिलेगा।

स्वयं को तनाव मुक्त करने के लिए अपनी मनपसंद की जगह पर घूमने जाएँ, इससे आपका मानसिक तनाव कम होगा। नीचे दिए गए कुछ ऐसे नुस्खे हैं, जिनसे तनाव कम होता है—

- शांत चित्त से ढलता हुआ सूरज देखें।
- नंगे पैर नरम ठंडी घास पर चलें।
- गरमियों में किसी बाग में बैठें और पक्षियों की चहचहाहट सुनें।
- आग के सामने बैठें।
- अक्वेरियम में मछलियों की ओर निहारें।
- ऐसी बाधाओं का सामना करने की कोशिश करें, जो आपके विश्राम के आड़े आ जाती हैं। निम्नलिखित कुछ ऐसी बाधाएँ हैं—
  * जब कोई आपका मजाक उड़ाता है।
  * अपने जरूरी कामों के लिए जब आप वक्त नहीं निकाल पाते।
  * जब आप स्वयं पर नियंत्रण नहीं रख पाते।

याद रखें कि अगर आप तनाव मुक्त हैं तो अपने कार्य बेहतर ढंग से कर पाएँगे। जिससे उस कार्य का परिणाम भी ज्यादा अच्छा निकलता है। इसके बाद आप प्रेरित होकर अपना कार्य ज्यादा अच्छी तरीके से कर पाएँगे और इससे उस कार्य का परिणाम ज्यादा अच्छा निकलता है।

आजकल सब लोग काम में इतने व्यस्त हैं कि हर वक्त विश्राम कर पाना संभव नहीं है। काम में व्यस्त रहने के बाद आराम करने का समय किसी को नहीं मिलता। अगर आपको कभी थोड़ा सा समय मिलता है तो विश्राम करने की कोशिश करें। जैसे कि अगर आप ट्रैफिक में फँस गए हों तो धीरे–धीरे अंदर की ओर गहरी साँस लें, इससे आपको बहुत राहत मिलेगी। कोई भी काम लगातार न करें। बीच–बीच में आराम करने की कोशिश करें जैसे कि रेस्टोरेंट में कुछ खाकर या पीकर अपनी आँखें बंद कर लें, थोड़ी देर के लिए सबकुछ भूल जाएँ।

## विश्राम करने के कुछ तरीके निम्नलिखित हैं

- प्रतिदिन लगभग 15 मिनट अपने आपको आराम दें और वह क्रिया तब तक करते रहें जब तक आपको अहसास न हो जाए कि यह आपके शरीर का एक बहुत जरूरी भाग है।
- किसी ऐसे तरीके को खोज निकालें, जिससे लगता है कि आप बेहतर तरीके से विश्राम कर पा रहे हैं।
- अगर आप तनाव पर नियंत्रण कर लें तो ज्यादा स्वस्थ महसूस करेंगे। इससे आपकी मानसिक बीमारियाँ भी दूर हो जाएँगी।

अगर आप उपर्युक्त तरीके का पालन करेंगे तो पाएँगे कि अपने तनाव से मुक्त हो रहे हैं। उन कार्यों के बारे में सोचें जो आप कर सकते हैं और जो आप नहीं कर सकते। दूसरों से हँसकर बोलने से तनाव कम होता है। अपने काम को आसान तरीके से करने की कोशिश करें। विश्राम द्वारा अपना तनाव कम करें।

**शरीर को स्वस्थ रखने के लिए कुछ जरूरी बातें–**

- खाना वही खाएँ जिसमें सारे पौष्टिक तत्त्व सही मात्रा में मौजूद हों।
- नित्य प्रति संयमित व्यायाम करें।
- कभी भी उलझनों को सुलझाने के लिए शराब, सिगरेट और अन्य नशीली दवाओं आदि पर निर्भर न रहें।
- पूरी नींद लें।
- हर कार्य को करते समय बीच–बीच में आराम भी करें।

अंत में याद रखें कि तनाव को नियन्त्रित करना आपका काम है। अगर आप अपने तनाव पर नियंत्रण रखेंगे तो अपने कमर के दर्द पर भी नियंत्रण रख पाएँगे।

□

# कमर दर्द और थकान

## थकान क्या है और इससे आपको कैसा महसूस होता है?

थकान और सुस्ती से अकसर कमजोरी महसूस होती है, जिसके कारण आपको कार्य करने में भी कठिनाई हो सकती है। थकान की उस दशा से तुलना की जाती है, जो फ्लू के दौरान होती है; क्योंकि थकान भी फ्लू की तरह होती है, अर्थात् उसकी तरह यह भी काफी दिनों बाद दूर होती है। जिस थकान को हम कमर के दर्द से संबंधित मानते हैं, वह ज्यादा देर तक रहती है और बहुत खतरनाक भी हो सकती है।

थकान कमर के दर्द की एक बहुत बड़ी चेतावनी है। कई कारणों से थकान हो सकती है, जैसे—बीमारी, उदासीनता, जोड़ों और मांसपेशियों में दर्द, दबाव, ज्यादा काम करना, कमजोरी, नींद और खून की कमी।

थकान के लक्षण एक मनुष्य से दूसरे मनुष्य में अलग–अलग होते हैं। ये लंबे समय या कम समय के लिए हो सकते हैं। थकान चाहे जैसी भी हो, इसको कम करने का तरीका सीख सकते हैं। अगर हमें यह समझ आ जाए कि थकान के कारण क्या हैं तथा इसको कैसे नियंत्रित किया जाए, तो हम इस कठिनाई से आसानी से छुटकारा पा सकते हैं।

थकान ऐसी स्थिति पैदा कर देती है कि आप में काम करने की शक्ति बिलकुल नहीं बचती और बस सोने की इच्छा होती है। जब आप थके हुए होते हैं तो सारे कार्य बहुत कठिन नजर आते हैं तथा हर काम बहुत मुश्किल और बहुत भारी प्रतीत होता है।

## थकान होने के क्या कारण हैं?

थकान होने के बहुत से कारण हैं और ये कारण एक व्यक्ति से दूसरे

व्यक्ति में भिन्न होते हैं। थकान एक कारण से या बहुत से कारणों से हो सकती है। निम्नलिखित कुछ कारण दिए गए हैं, जिनसे थकान हो सकती है—

**शारीरिक कारण**—बीमारी, दर्द, खून की कमी (एनीमिया), आलस्य और स्वास्थ्य संबंधी अन्य कारण, चिड़चिड़ाहट, भरपूर नींद और आराम न मिलना, अत्यधिक कार्य करना।

**भावनात्मक कारण**—उदासीनता, बीमारी को छिपाना।

उपर्युक्त कारणों को इस प्रकार अच्छी तरह से समझा जा सकता है—

## थकान के शारीरिक कारण कुछ इस प्रकार से हैं

**1. बीमारी**—थकान कई तरह के जोड़ों के दर्द या रह्यूमेटिक बीमारियों के कारण हो सकती है, विशेषकर वह, जो सारे शरीर को प्रभावित करती है (मांसपेशियाँ, त्वचा, खून, शरीर के विभिन्न अंग व जोड़) इसमें रह्यूमेटाइड आर्थराइटिस, ल्यूपस और फाइब्रोमाइल्जिया भी शामिल है। रह्यूमेटाइड आर्थराइटिस के कारण जोड़ों में दर्द व सूजन आती है। ल्यूपस के कारण त्वचा में निशान, जोड़ों व कमर में दर्द और शरीर के अन्य भागों पर भी प्रभाव पड़ सकता है और फाइब्रोमाइल्जिया के कारण मांसपेशियों में दर्द होता है। सूजन के कारण भी दर्द होता है, जिसके कारण थकान भी हो सकती है।

**2. दर्द**—अगर कमर या जोड़ों में दर्द है तो अपने शरीर को ऐसी मुद्रा में रखें, जिससे दर्दयुक्त कमर या जोड़ों पर ज्यादा दबाव न पड़े। परंतु ऐसी शारीरिक मुद्राओं से शरीर के दूसरे जोड़ों पर ज्यादा दबाव पड़ सकता है और मांसपेशियों पर भी, जिसके कारण थकान हो सकती है। दर्द को दूर करने में जिस शारीरिक और स्वाभाविक शक्ति का प्रयोग करते हैं उससे यह महसूस होगा कि हम ज्यादा थक रहे हैं। दर्द के कारण थकान हो सकती है, जिसके कारण सोने में कठिनाई हो सकती है।

**3. खून की कमी (एनीमिया)**—कमर दर्द और विभिन्न प्रकार के जोड़ों के दर्द खून की कमी से भी उत्पन्न हो सकते हैं। खून की कमी के कारण थकान महसूस हो सकती है। इस कमी का मुख्य कारण है शरीर में किसी जरूरी तत्त्व की कमी हो जाना, जिसके कारण शरीर की शक्ति कम हो जाती है। खून की कमी केवल आयरन की गोलियाँ लेकर ही कम नहीं की जा सकती। आयरन के साथ—साथ अन्य विटामिन और अधिक प्रोटीन भी

लेना आवश्यक होता है।

**4. आलस्य**—अगर शरीर में कहीं दर्द हो रहा है तो आपको ज्यादा काम करने का मन नहीं करेगा। उदासीनता आ सकती है और कार्य करने में भी ज्यादा मेहनत करनी पड़ सकती है, जिसके कारण आलस्य भी ज्यादा आता है। उदाहरण के लिए, व्यक्ति की काम करने की गति कम हो सकती है। अगर हम अपने शरीर को सक्रिय नहीं रखेंगे तो मांसपेशियाँ कमजोर हो सकती हैं और आलस्य बढ़ सकता है।

**5. चिड़चिड़ाहट**—जब व्यक्ति थका हुआ होता है तो उसके लिए खुश रहना बहुत ही कठिन कार्य होता है। इससे उसके आपसी संबंध भी बिगड़ सकते हैं। एक व्यक्ति जिसे कमर का दर्द है, वह कह सकता है कि 'जब मैं थका हुआ होता हूँ तो अकसर चिड़चिड़ा सा हो जाता हूँ।'

**6. पूरी नींद और आराम न मिलना**—आपको अपनी ताकत बनाए रखने के लिए भरपूर नींद और आराम की जरूरत पड़ सकती है। परंतु दर्द की वजह से सोने में कठिनाई महसूस हो सकती है। इसके अलावा बीमारी के दौरान सामान्य से ज्यादा नींद की जरूरत पड़ सकती है।

**7. अधिक कार्य करना**—कई लोगों को अधिक काम करने से थकान होती है। जब आप ज्यादा अच्छा महसूस करते हैं तब आप ज्यादा काम कर सकते हैं और कई बार आप इतना काम करते हैं कि उसकी सीमा ही भूल जाते हैं। काम करना बहुत जरूरी है, लेकिन हमेशा नहीं। अपने शरीर की जरूरत को महसूस करें कि कब दर्द और थकान हो रही है। उसी के अनुसार काम और आराम करने की कोशिश करें।

**8. अन्य स्वास्थ्य संबंधी समस्याएँ**—अगर आपको दिल, गुरदे और थाइरॉइड की समस्या है तो भी आपको थकान हो सकती है।

## थकान के लिए कुछ भावनात्मक कारण

दबाव, परेशानी, उदासीनता और अपनी बीमारी दूसरों से छिपाने की कोशिश करने से थकान हो सकती है। उदाहरण के लिए, आपसी संबंधों में तनाव, दूसरों के अनुसार काम न कर पाना और नौकरी में परेशानी कुछ ऐसे भावनात्मक कारण हैं जिनके कारण जीवन में तनाव और दबाव बढ़ सकता है।

दुःख और चिंता तो जीवन का एक भाग है, परंतु कई व्यक्ति इसे अपने जीवन में जरूरत से ज्यादा जगह देते हैं। वे हमेशा उदास और मायूस रहते

हैं जिसके कारण उनकी पूरी शक्ति नष्ट हो जाती है।

**1. उदासीनता**—अगर आप बीमार हैं तो ज्यादा दबाव महसूस कर सकते हैं। आपका मन किसी काम में नहीं लगता, आपको कहीं जाना अच्छा नहीं लगता, दोस्तों और रिश्तेदारों से मिलना भी अच्छा नहीं लगता तो इन्हीं सब कारणों से आपको थकान महसूस हो सकती है। अगर आप हर समय उदास रहेंगे तो थकान महसूस हो सकती है। यदि हर समय थकान रहेगी तो इसके कारण उदासीनता जरूर आएगी और इस चक्र में अगर आप एक बार फँस गए तो छुटकारा मिलना बहुत मुश्किल है।

**2. अपनी बीमारी को दूसरों से छिपाना**—कुछ लोगों को यह अच्छा नहीं लगता कि दूसरों को यह पता चले कि उन्हें कमर दर्द है। वे उसी प्रकार कार्य करने की कोशिश करते हैं जिस प्रकार कमर दर्द के बिना लोग करते हैं; परंतु यह हमेशा संभव नहीं है। अतः इसके कारण भी थकान होती है।

3. आस–पास के वातावरण के कारण भी थकान हो सकती है। ज्यादा शोर और गरम तापमान में थकान महसूस हो सकती है। जिन व्यक्तियों को कमर का दर्द होता है, उन्हें सीढ़ियाँ चढ़ने से और ज्यादा देर खड़े होकर इंतजार करने से भी थकान महसूस हो सकती है।

## आप थकान को किस तरह नियंत्रित कर सकते हैं?

जिस तरह थकान होने के विभिन्न कारण हैं, उसी तरह इसे नियंत्रित करने के भी विभिन्न तरीके हैं। सबसे पहला कदम है अपने थकान के कारण को ज्ञात करें। सोचें, दिन में किस समय आपको थकान शुरू होती है। आप अपनी थकान किस तरह कम कर पाते हैं? अपने शरीर के संकेत–चिह्नों को समझें कि क्या आपका शरीर आराम माँग रहा है।

निम्नलिखित कुछ तरीके हैं जिनसे आप अपनी थकान दूर कर सकते हैं और अपनी शक्ति बचा सकते हैं—

## अपनी शारीरिक मुद्रा की ओर ध्यान दें

- अपनी काम करने की पद्धति को इस तरह बदलें कि आपकी कमर पर दबाव न पड़े।
- अपनी शारीरिक मुद्रा को ठीक रखें। गलत शारीरिक मुद्रा में अधिक ताकत की जरूरत पड़ सकती है। यह मांसपेशियों पर दबाव डाल

सकती है और फिर इसके कारण आपको थकान हो सकती है।

**सही आराम और क्रिया**—अपने शरीर की आवाज सुनें कि कब वह थकान और दर्द महसूस कर रहा है।

- अपने शरीर की थकान को महसूस करें। कोई भी काम लगातार न करें, काम के बीच–बीच में आराम करते रहें।

## कठिन और आसान कार्यों में भेद करें

- पहले कठिन कार्य करें और फिर आसान कार्य। जब आप ज्यादा अच्छा महसूस कर रहे हों तब मुश्किल कार्य निपटाएँ। अगर आप अपने शरीर को ढंग से आराम देंगे तो कोई अपना कार्य ज्यादा अच्छी तरह से कर पाएँगे। जब बीमारी ज्यादा सक्रिय हो तो ज्यादा आराम करना चाहिए।
- अपने कार्य के लिए ज्यादा समय दें, जिससे कि कोई हड़बड़ी न हो। कम समय में ज्यादा काम करने की कोशिश न करें।

## अपने कार्य को आसानी से करने की कोशिश कीजिए

हमेशा अगले दिन के कामों की लिखित सूची बना लिया करें। आप घर में और बाहर क्या काम करते हैं, इसके बारे में ध्यान दें। जो काम व्यर्थ हैं, उन्हें हटा दें। अपना कुछ काम दूसरों को भी सौंप दें। सोचें कि हर एक कार्य करने में कितना वक्त लगता है और उसमें कितनी थकान हो सकती है। अर्थात् हर दिन हर कार्य सूची के अनुसार करें।

हमेशा कार्य करें और अग्रिम योजना भी बनाएँ। आप घर और बाहर क्या कार्य करते हैं, इसके बारे में विचार करें तथा उन कार्यों को हटा दें, जो जरूरी नहीं हैं। हर एक दिन की दिनचर्या लिखकर बनाएँ। यह चार्ट एक दिन पहले, रात को या उसी सुबह बना सकते हैं। हर एक कार्य के करने का समय और उसके कारण आप कितने थक सकते हैं, इसके बारे में विचार करे। काम के बीच करते रहें।

- काम को आसानी से करने की कोशिश करें। उदाहरण के लिए, अगर आपको ऐसा भोजन पकाना है, जिसकी विधि बहुत मुश्किल है, तो एक दिन ऐसा चुन लें जब आपके पास ज्यादा समय हो और आप ज्यादा अच्छा महसूस कर रहे हों।

- प्रत्येक कार्य को आसानी से करने का उपाय ढूँढ़ें। हर काम को कम समय में और आराम से करने की कोशिश करें।
- ऐसे यंत्रों का प्रयोग करें, जिनसे हाथों से काम करने की जरूरत कम पड़े। इससे आपकी कमर पर दबाव कम पड़ेगा और शारीरिक तनाव व दबाव भी कम होंगे। जैसे खाना बनाने में माइक्रोवेव ओवन और फूड प्रोसेसर का प्रयोग करें। अपनी शक्ति को बचाना थकान से बचने का मुख्य सूत्र है। हालाँकि आपको अपनी शक्ति को बचाने में पहले बहुत कठिनाई महसूस होगी, परंतु जल्दी ही इसकी आदत पड़ जाएगी।
- अपने काम करने के क्षेत्रों की एक सूची बना लें, जिससे कि काम ज्यादा हो सके और मेहनत भी कम लगे, जैसे—अपने बैग से अनावश्यक चीजें हटा दें, जिससे घर और ऑफिस के बीच का भार कम हो सके। जिन वस्तुओं का प्रयोग विशेष कार्य में होता है उन्हें एक जगह रखें और जिन वस्तुओं का प्रयोग कम हो उन्हें दूर रखें। अगर आपको कोई रिपोर्ट लिखनी है तो उसमें प्रयोग होनेवाली सारी आवश्यक घटनाओं को एकत्रित कर लें। अगर आप कुछ पकाने जा रहे हों तो उसमें प्रयोग होनेवाली सारी चीजों को एक स्थान पर एकत्रित कर लें। इस तरह आप अपना काम व्यवस्थित रूप में अच्छी तरह से कर सकते हैं।
- भरपूर नींद लें। रात को अच्छी तरह सोने से ऊर्जा बच सकती है और दर्द भी कम हो सकता है। इससे कमर को भी आराम मिलेगा। आप अपने शरीर की जरूरत को समझने की कोशिश करें, आपको कितनी नींद की जरूरत है, इस बात को भी समझें। उदाहरण के लिए, अगर आप नाश्ते के बाद थकान महसूस करते हैं तो एक हलकी सी झपकी ले लें, इससे आपको बड़ा आराम मिलेगा।

## व्यायाम

कुछ लोग सोचते हैं कि व्यायाम करने से उनकी ताकत कम हो जाएगी, लेकिन यह बिलकुल गलत है। सही तरीके से और समुचित समय तक व्यायाम करने से मांसपेशियाँ मजबूत, हड्डियाँ स्वस्थ और जोड़ मजबूत रहने से दर्द में भी आराम मिलता है। एक अच्छा व्यायाम जोड़ों को स्वस्थ बनाए रख सकता

है और शरीर के जोड़ों में कार्य करने की शक्ति भी बढ़ जाती है। व्यायाम करने से शरीर में ताकत बढ़ जाती है। अतः जितना हो सके व्यायाम करने की कोशिश करें। अपने चिकित्सक द्वारा बताए गए व्यायाम नियमों का पालन करें।

## अपने उपचार का पूर्णतः पालन कीजिए

थकान बीमारी और सूजन का चिह्न है। इस बात का पूरा ध्यान रखें कि अपने चिकित्सक, नर्स एवं फिजियोथेरैपिस्ट द्वारा बताए गए उपचार का ढंग से पालन कर रहे हैं। आप चाहे जितना भी अच्छा महसूस कर रहे हों, परंतु अपनी दवाओं का नियमित रूप से सेवन करते रहें। अगर आप स्वयं ही बिना चिकित्सक की सलाह के दवाएँ लेना बंद कर देंगे तो आपकी बीमारी और बढ़ सकती है। अगर आपको ज्यादा थकान हो रही है या फिर आपके सामान्य स्वास्थ्य में कोई फर्क पड़ रहा है तो अपने चिकित्सक से संपर्क करें, ताकि कुछ आवश्यक कदम उठाए जाएँ और आपकी बीमारी को बढ़ने से रोका जाए।

## सामूहिक सहारा

अपने विचार, भावनाओं और दर्द को दूसरों के साथ बाँटें। इससे आप कमर के दर्द से ज्यादा अच्छी तरह लड़ पाएँगे। जो लोग सामूहिक सहारा लेते हैं, वे अकसर यह कहते हैं कि 'मुझे बहुत अच्छा लग रहा है कि मैं अकेला नहीं हूँ, दूसरों को सुनना व उनकी मदद करना मुझे बहुत अच्छा लगता है।' यह समूह उन लोगों द्वारा चलाया जाता है जो स्वयं कमर दर्द के रोगी हों।

**आपके स्वास्थ्य सलाहकार**—इनमें डॉक्टर और नर्स होते हैं। इनमें व्यावसायिक चिकित्सक, भौतिक चिकित्सक, समाज–सेवक और मनोवैज्ञानिक भी आते हैं।

जीवन में कोई भी बड़ी घटना, जैसे—बीमारी या ऐसी कोई समस्या, जो बहुत लंबे समय से चली आ रही हो, जैसे थकान या दर्द, ये दोनों आपको उदासीनता, गुस्से से ग्रस्त बनाती हैं। कुछ लोग इतने निराश हो जाते हैं कि न तो ढंग से खा सकते है और न ही सो सकते हैं।

अगर आप अपने आपको सँभाल नहीं पा रहे हैं तो काउंसलिंग थैरेपी आपको इन कठिनाइयों से निकलने में बहुत मदद कर सकती है।

## मदद माँगें

मदद माँगने में शर्म महसूस न करें। कुछ लोगों को मदद माँगने में बहुत डर और संकोच होता है। वे सोचते हैं कि अगर मदद माँगेंगे तो लोग उनकी समस्याओं को सुनकर उनका मजाक उड़ाएँगे। जब आपको जरूरत महसूस हो तो मदद माँगें। अपनी कमजोरियों की ओर ध्यान दें। अगर आप ज्यादा कठिनाइयों का सामना कर रहे हैं तो कठिनाइयों के साथ जीने से अच्छा है कि किसी से मदद माँगें, जैसे कि कमर में दर्द और थकान की स्थिति में। अपने घरवालों और दोस्तों से थकान के बारे में बताएँ। आपको ऐसे में आराम की जरूरत पड़ सकती है और वे आपकी कैसे मदद कर सकते हैं इसके बारे में सोचें। दर्द और थकान बढ़ाने से अच्छा यही है कि आप अपने दोस्तों और रिश्तेदारों से मदद लें। अगर आप में उदासीनता के लक्षण हैं, जैसे—हलकी और कमजोर नींद, रोना या उदास होना, तो ऐसी स्थिति में ध्यान रखें कि आपको अपने चिकित्सक से अवश्य संपर्क करना चाहिए।

दर्द और थकान बढ़ाने से अच्छा यही है कि आप अपने दोस्तों, साथियों और रिश्तेदारों से मदद लें।

## हमेशा खुश रहें

हर काम प्रसन्नता से और शांत होकर करें, इससे आपका मानसिक तनाव और दबाव बहुत कम होगा और आपकी थकान भी दूर होगी। विश्राम और समुचित व्यायाम करने से भी आपकी थकान दूर हो सकती है। ऐसे कार्यक्रमों में भाग लें, जिससे आपको अच्छा लगता हो और आनंद मिलता हो। इससे आपका साहस बढ़ेगा और आपके अंदर कुछ करने की इच्छा जाग्रत् होगी। कोई नई किताब पढ़ें, कोई नया शौक (हॉबी) करें। हर दिन उल्लास से भरपूर कार्यक्रम बनाएँ। इससे आपकी आत्मिक शक्ति को बढ़ावा मिलेगा और आपको और आगे बढ़ने की प्रेरणा मिलेगी तथा कमर दर्द में भी आशातीत आराम मिलेगा।

## थकान के साथ जीना सीखें

थकान आपके सारे शरीर को प्रभावित कर सकती है, लेकिन ऐसे कई उपाय हैं जो थकान के साथ जीना सिखा सकते हैं।

ज्यादा–से–ज्यादा सवाल करके यह पता लगाने की कोशिश करें कि

कमर के दर्द कितने प्रकार के होते हैं और उसे ठीक या कम करने के क्या उपाय हैं। अपने पारिवारिक चिकित्सक से इसके बारे में बात करें। अगर आप और ज्यादा जानना चाहते हैं तो अपने ऑर्थोपेडिक डॉक्टर या फिजियोथेरैपिस्ट से मदद लें।

आप स्वयं को उत्साहित रखकर और शरीर की आवश्यकता को ध्यान में रखकर अपनी थकान को दूर कर सकते हैं।

अपनी थकान पर स्वयं नियंत्रण कर सकते हैं, बशर्ते आप अपनी ऊर्जा और शक्ति को बचाए रखें। भरपूर आराम करें, व्यायाम करें, दूसरों की मदद भी लें और ऐसी क्रियाओं में भाग लें जो आपके मन को भाती हैं।

### भविष्य

शोधकर्ता थकान के कारण और निवारण का पता लगाने का निरंतर प्रयास कर रहे हैं। वे यह भी खोज रहे हैं कि किस तरह मरीज स्वयं इसका उपचार कर सकते हैं। विश्वास है कि वे इसे एक दिन पूरी तरह सुलझा पाएँगे।

□

# कमर दर्द और धूम्रपान

धूम्रपान स्वास्थ्य के लिए बहुत हानिकारक है—एक ऐसी चेतावनी, जो हर व्यक्ति को पता है, परंतु कोई भी इसकी ओर ध्यान नहीं देता और हानियों को जानते हुए भी धूम्रमान करता है। धूम्रपान से कई प्रकार की खतरनाक बीमारियाँ हो जाती हैं, जैसे—दिल की बीमारी, फेफड़ों का कैंसर और दीर्घस्थायी गुरदे की बीमारी; लेकिन इसके बावजूद अधिकांश लोगों को धूम्रपान त्यागने में बहुत कठिनाई महसूस होती है। धूम्रपान के कारण ऑस्टियोपोरोसिस तथा फ्रैक्चर होने के खतरे भी बढ़ जाते हैं। तंबाकू के सेवन से फ्रैक्चर होने के खतरे भी बढ़ जाते हैं। धूम्रपान करने से खासकर कूल्हे में तथा वर्टीब्रल फ्रैक्चर उत्पन्न होता है।

## धूम्रपान तथा कमर के निचले हिस्से के दर्द के संबंध में

धूम्रपान करने से कमर के निचले हिस्से में बहुत गंभीर दर्द उभर सकता है। इसके कारण उदर की धमनियों में सँकरापन और उनके सख्त होने (लंबर एथरोस्किलरोसिस) के खतरे बढ़ जाते हैं तथा फैटी प्लेग के जमाव के कारण रक्त–नलिकाओं में रुकावट भी हो सकती है। इसके खतरों के कारण में धूम्रपान, मधुमेह (डायबिटीज), हाइपरटेंशन और कोरोनरी आर्टरी डीजोन भी शामिल हैं। इसके कारण लंबर स्पाइन की बीमारियाँ भी होती हैं, जैसे—लोअर बैक पेन (कमर के निचले हिस्से में दर्द), लंबर स्पॉण्डिलोसिस और स्पाइनल स्टीनोसिस। जब आप धूम्रपान करते हैं तो कोलेस्टेरॉल की मात्रा बहुत अधिक हो जाती है।

## चार कदम, जिनसे आप अपनी धूम्रपान की आदत छोड़ सकते हैं

लंबे समय तक सिगरेट पीनेवाले व्यक्ति के लिए इस आदत को छोड़ना

बहुत मुश्किल है। निम्नलिखित कुछ बातें हैं जिनका पालन करके आप अपनी धूम्रपान की आदत त्याग सकते हैं—

**1. सिगरेट छोड़ने का दिन चुन लें**—ऐसा एक दिन चुन लें जब आप सिगरेट छोड़ देंगे। ऐसा कार्य तभी हो सकता है जब आपका वह दिन जीवन में महत्त्वपूर्ण हो, जैसे—आपका जन्मदिन। आप ऐसा एक खास दिन चुनकर अपनी सिगरेट पीने की आदत छोड़ सकते हैं।

**2. अपनी तैयारी करें**—सिगरेट पीने से दो–तीन हफ्ते पहले ही एक डायरी बनाएँ, जिसमें वे सब कारण लिखें, जिनके कारण आप धूम्रपान बहुत अधिक करते हैं, जैसे आप जब अपने दोस्तों के साथ घूमने जाते हैं तब आप धूम्रपान बहुत अधिक करते हैं, तो आपको यह आदत छोड़ देनी चाहिए। ऐसे ही आप अपनी सिगरेट पीने की मात्रा रोज कम करने की कोशिश करें तथा यह अपनी डायरी में लिखित रूप में रखें। इससे आपका आत्मविश्वास लौटेगा कि आप भी इस लत से छुटकारा पा सकते हैं।

**3. अपने मित्रों की मदद लें**—धूम्रपान छोड़ने के लिए अपने मित्रों की मदद लें। अपने मित्रों को अपने सामने सिगरेट पीने से मना करें।

**4. अपनी हार न मानें**—कई लोग सिगरेट छोड़ने से पहले कई तरीके अपनाते हैं और जब सारे तरीके असफल हो जाते हैं तो वे अकसर अपनी हार मान लेते हैं; परंतु आपको अपना धैर्य न खोते हुए कोशिश करते रहना चाहिए। एक दिन आप अवश्य सफल होंगे।

□

# कमर दर्द एवं आहार

कमर दर्द एवं आहार को लेकर लोगों में बहुत भ्रांतियाँ हैं। कई लोग सोचते हैं कि ज्यादा भारी व महँगा खाना खाने से कमर का दर्द ठीक हो सकता है। लेकिन यह बिलकुल गलत है।

सही एवं संतुलित आहार कमर दर्द को कम करने में मदद कर सकता है। उदाहरण के लिए, अगर आपका वजन ज्यादा है और कमर दर्द से पीड़ित हैं, तो ऐसी स्थिति में भोजन की मात्रा एवं गुणवत्ता पर ध्यान देना जरूरी है। खान–पान में परिवर्तन करके कमर दर्द से काफी हद तक बचा जा सकता है। यह ध्यान रखें कि नियमित भोजन में सभी तरह के आवश्यक तत्त्व मौजूद हों, जैसे—कैल्सियम और लौह तत्त्व, सभी तरह के खनिज पदार्थ और विटामिन। अगर ऐसा नहीं है तो सेहत को बहुत नुकसान पहुँच सकता है और कमर एवं जोड़ों का दर्द बढ़ सकता है। इसके लिए ज्यादा–से–ज्यादा फल और सब्जियाँ खाएँ। संतुलित आहार से आपका वजन भी नियंत्रित रहता है, क्योंकि वजन ज्यादा होने पर कमर एवं घुटने, पंजे और कूल्हे जैसे अलग–अलग जोड़ों पर अधिक दबाव पड़ता है। वजन का सबसे ज्यादा असर कमर और जोड़ों पर पड़ता है। इसका मतलब है कि अगर आप अपना वजन कम कर लेते हैं तो यह आपकी कमर और घुटनों पर बहुत असर करता है, अर्थात् जोड़ों को ज्यादा आराम मिलेगा। यदि रोगी का भार अधिक है और कमर व जोड़ों में दर्द है तो वजन कम करने से उसे बहुत आराम मिलेगा।

**वजन कम करने का सबसे अच्छा तरीका कौन सा है?**

दुबला–पतला और छरहरा बनाने का दावा करके पैसे कमाना आजकल एक आसान जरिया बन चुका है। ऐसे विज्ञापन आपको अकसर दिख जाएँगे

कि अमुक तरकीब अथवा दवा से वजन कम होता है। लेकिन ऐसे दावों का कोई वैज्ञानिक आधार नहीं होता। ये तरकीबें और दवाएँ वजन कम करने के स्थान पर आपके शरीर में बहुत सी गड़बड़ियाँ पैदा कर सकती हैं। ऐसी कोई चमत्कारिक तरकीब अभी तक विकसित नहीं हुई है कि वजन चुटकी बजाते ही कम कर दे। अगर आपको अपना वजन हमेशा के लिए कम करना है तो नियमित व्यायाम करना होगा तथा खान–पान को बदलना होगा। भोजन की शक्ति को किलो कैलोरीज में मापा जाता है, जिसे हम अकसर कैलारी भी कहते हैं। अगर आप कम कैलोरीज ले रहे हैं तो यह जरूरी है कि विटामिन और खनिज अधिक मात्रा में लें। इसलिए यह जरूरी है कि ऐसा भोजन ग्रहण करें, जिसमें ज्यादा विटामिन और खनिज हो, जैसे कि फल और सब्जियाँ।

## अपने भोजन में वसा की मात्रा कम करें

स्टार्च और प्रोटीन के मुकाबले वसा में दोगुनी कैलोरी होती है। कम वसा का सेवन कर एक दिन में 252 कैलोरी बचाई जा सकती है। अर्थात् कैलोरी कम करने के लिए बहुत ज्यादा मेहनत नहीं करनी पड़ती, केवल अपने खाने में थोड़ा सा बदलाव लाकर यह काम कर सकते हैं।

भोजन में वसा तीन रूप में होती है—संतृप्त वसा (सैच्यूरेट्स), एकल संतृप्त वसा (मोनो सैच्युरेट्स) और बहु असंतृप्त वसा (पोली अनसैच्युरेट्स)। संतृप्त वसा अधिकतर बिस्कुट, मक्खन, पेस्ट्री, चिप्स, मांस, क्रीम युक्त दूध और दूध के उत्पादों में होते हैं। कुछ वेजिटेबल फैट्स होते हैं। संतृप्त वसा सबसे महत्त्वपूर्ण वसा हैं, जिन्हें कम करने की जरूरत है। मुलायम वसा और तेलों में ज्यादा एकल और बहु असंतृप्त होते हैं; लेकिन फिर भी कैलोरीज की मात्रा ज्यादा होती है। इसलिए कम करने के लिए इनपर नियंत्रण रखना बहुत जरूरी है।

## कम वसा कैसे खाएँ

भोजन में कम वसा के लिए निम्नलिखित नियमों का पालन कीजिए—

- ऐसे खाद्य पदार्थों को भोजन में शामिल न करें, जिनमें वसा का पता नहीं चलता, लेकिन कुछ मात्रा में उपलब्ध होता है, जैसे—बिस्कुट, केक, चॉकलेट, पेस्ट्री।
- पूर्ण चिकनाई रहित दूध का सेवन करें।

- अगर किसी विशेष मौके पर तला हुआ भोजन करना पड़े तो कम–से–कम मात्रा में ही खाएँ।
- डबलरोटी पर दालें, आलू, फल व सब्जियाँ रखकर खाएँ।

## चीनी खाना कम कर दीजिए

चीनी में केवल कैलोरी होती है और कोई भोजन तत्त्व नहीं होता, इसलिए इसे आसानी से कम किया जा सकता है। अगर प्रतिदिन आप 28 ग्राम कम चीनी खाएँगे तो यह दिन में 112 कैलोरी बचाती है।

याद रखिए द्रव्य तत्त्व और दालों में चीनी न डालें। हमें स्वयं को कम चीनी खाने का आदी बना लेना चाहिए। ज्यादा फल और सब्जियाँ खाने की कोशिश करें।

विश्व स्वास्थ्य संगठन के अनुसार दिन भर में हमें कम–से–कम पाँच तरह के फल और सब्जियाँ खानी चाहिए। इससे हमें यह विश्वास हो सकता है कि हमारे शरीर को आवश्यक ऐंटीऑक्सीडेंट और विटामिन मिल रहे हैं, जो बीमारियों को रोकने में जरूरी होते हैं। अधिक मात्रा में फल और सब्जियाँ, खासकर ज्यादा गहरे रंगवाले फल, जैसे—गाजर, टमाटर आदि खाने से ज्यादा–से–ज्यादा रेशे मिल सकते हैं। इस तरह का भोजन आपको वजन कम करने में बहुत मदद कर सकता है।

## क्या मुझे अधिक कैल्सियम लेना चाहिए

कैल्सियम एक बहुत जरूरी पौष्टिक तत्त्व है। ज्यादा कैल्सियम से अस्थिक्षरण नहीं होता। महिलाओं में मासिक धर्म बंद होने के बाद अस्थिक्षरण होने की संभावना बढ़ जाती है। जिन लोगों को कमर दर्द एवं जोड़ों का दर्द होता है, उनमें यह बीमारी होने की संभावना सबसे ज्यादा होती है।

कैल्सियम का सबसे बड़ा स्रोत भोजन में दूध और दूध से बने पदार्थ हैं। अगर आप रोज दूध लेते हैं तो इसका मतलब है कि आप कैल्सियम की पर्याप्त मात्रा ले रहे हैं। और अगर आपकी उम्र साठ साल से ज्यादा है तो आपको कैल्सियम की 1000 मिग्रा. या 1500 मिग्रा. की मात्रा लेना जरूरी है। अगर किसी कारण से आप ज्यादा दूध के पदार्थ नहीं लेते, तो सोया का दूध आजकल बहुत से सुपर बाजारों में उपलब्ध है, यह बिलकुल उसी तरह इस्तेमाल किया जा सकता है जैसे कि गाय का दूध। सोया दूध में कैल्सियम

होता है, इसलिए आप इसे इस्तेमाल कर सकते हैं। अगर आप रोजाना पर्याप्त मात्रा में सोया दूध नहीं लेंगे, तो आपको कैल्सियम पूरक की जरूरत पड़ेगी।

## क्या मुझे आयरन की गोलियाँ लेनी चाहिए

कई बार कमर दर्द का कारण रक्ताल्पता भी होती है। रक्ताल्पता (एनीमिया) को दूर करने में आयरन बहुत जरूरी है। जिन लोगों को कमर और जोड़ों में दर्द होता है उन्हें एनीमिया हो सकता है, मगर यह जरूरी नहीं कि आयरन से ही हमेशा ठीक हो। एनीमिया बहुत से कारणों से हो सकता है। एस्पिरिन और आइब्यूप्रोफेन जैसी नॉन स्टेरॉयडल एंटी इंफ्लामेट्री दवाइयाँ कमर और जोड़ों के दर्द तथा ऐंठन को दूर करने में मदद कर सकती हैं। मगर इनसे पेट में अल्सर और कई लोगों में खून का बहाव भी हो सकता है, जिससे एनीमिया हो सकता है। अगर आप एनीमिक हैं तो चिकित्सक आपको आयरन लेने की सलाह देंगे।

उदाहरण के लिए, सरडाइंस में बीफ की तुलना में ज्यादा आयरन होता है। अगर आपके भोजन में विटामिन सी की मात्रा उपलब्ध है तो आयरन ज्यादा अच्छी तरह ग्रहण किया जा सकता है, इसलिए भोजन में अच्छी मात्रा में सलाद और ताजे फल खाएँ। चाय शरीर में आयरन की मात्रा को कम करता है, इसलिए कभी भी भोजन के साथ चाय न पिएँ। अगर आप शाकाहारी हैं तो याद रखें कि दूध और मक्खन जैसे दुग्ध उत्पाद आयरन के बहुत ही खराब तत्त्व हैं। मगर कुछ दालें जैसे हैरिकॉट बींस, मसूर दाल और गहरी हरी सब्जियाँ आयरन के बहुत अच्छे स्रोत हैं। इन्हें रोज के खाने में शामिल किया जाना चाहिए।

□

# कमर दर्द की गैर परंपरागत चिकित्सा

## एक्यूप्रेशर

किसी भी पुराने और लगातार होनेवाले कमर दर्द के उपचार के लिए एक्यूप्रेशर एक कारगर पद्धति है। ब्लाडर और गॉल ब्लाडर के मध्य स्थित खास बिंदुओं (एक्यूपॉइंट) पर उचित दबाव डालने से दर्द में आराम मिलता है और जीवन शक्ति 'ची' का शरीर में बहाव सुचारु रूप से होता है।

बी–54 एक्यूप्रेशर बिंदुओं पर दबाव डालने से कमर का दर्द और पीड़ा दूर हो सकती है। शरीर में ये बी–54 एक्यूप्रेशर बिंदु घुटनों के पीछे होते हैं। इन एक्यूप्रेशर बिंदुओं पर दबाव डालने के लिए निम्नलिखित प्रक्रिया अपनाएँ—

- पीठ के बल लेटकर अपने पैर उठाएँ, लेकिन घुटने मुड़े रहने चाहिए।
- अपनी उँगलियों को घुटनों के ठीक पीछे के हिस्से पर मध्य में टिकाएँ।
- इसी अवस्था में अपने पैरों को आगे–पीछे एक मिनट तक हिलाएँ। लंबी साँसें लें।
- इसके बाद अपने तलवों को जमीन पर सीधा रखें और घुटने मुड़े रहने चाहिए।
- इस प्रक्रिया को दिन में तीन बार दोहराएँ।

## एक्यूपंक्चर

एक्यूपंक्चर चीन की एक परंपरागत चिकित्सा पद्धति है। विभिन्न अनुसंधानों में एक्यूपंक्चर के औषधीय और चिकित्सकीय प्रभावों की पुष्टि हुई है। एक्यूपंक्चर से कई रोगों का उपचार किया जा सकता है। इसकी मदद से रोग प्रतिरोधक कोशिकाओं को सक्रिय करके कई रोगों का उपचार किया जा सकता है। इसके

अलावा एक्यूपंक्चर की मदद से कान बजने, मासिक धर्म में गड़बड़ी, पेट दर्द और मानसिक तनाव जैसी समस्याओं से छुटकारा पाया जा सकता है। इसका प्रयोग शल्य क्रिया के दौरान एनेस्थीसिया के रूप में भी होने लगा है। यह खास तौर से जोड़ों में सूजन, गरदन दर्द तथा जोड़ों में दर्द जैसी हड्डियों और मांसपेशियों से जुड़ी समस्याओं में काफी असरदार है। इस पद्धति के तहत चिकित्सक शरीर में पीठ, पैरों और शरीर के अन्य स्थानों पर स्थित एक्यूपॉइंट नामक कुछ खास बिंदुओं को अत्यंत पतली सुइयों के जरिए स्पंदित करते हैं। इससे 'ची' नामक जीवन शक्ति का संचार होता है और दर्द से छुटकारा मिलता है। चीन की परंपरागत चिकित्सा पद्धति के अनुसार शरीर के विभिन्न अंगों के मध्य भागों से जीवन शक्ति का प्रवाह होता है। हालाँकि विज्ञान की खोजों के अनुसार शरीर में स्नायु तंत्रों के संगम बिंदु को उत्प्रेरित करने से स्नायु तंत्र प्रभावित होता है और उत्प्रेरित करने की आस–पास की जगह में उत्प्रेरण का असर होता है। आजकल अनेक दर्द निवारक चिकित्सालयों में एक्यूपंक्चर का प्रयोग कमर और जोड़ों के दर्द से रोगी को छुटकारा दिलाने में भी होने लगा है। सन् 1980 में लॉस एंजेल्स के कैलिफोर्निया विश्वविद्यालय में पाया गया कि एक्यूपंक्चर रक्त प्रवाह को सुचारु करने, मांसपेशियों में नाड़ियों की ऐंठन दूर करने और कमजोर मांसपेशियों को मजबूत करने में बड़ा सहायक है।

## अलेक्जेंडर तकनीक

इस पद्धति में शरीर के हाव–भाव, शारीरिक मुद्राओं और चाल–ढाल को सही रखकर हड्डियों और मांसपेशियों की समस्याओं से छुटकारा पाया जाता है। मांसपेशियों और हड्डियों की अंदरूनी संरचना को सुव्यवस्थित स्वरूप में लाने की इस प्रक्रिया से कमर और गरदन के दर्द में बेहद आराम मिलता है। इसकी मदद से मांसपेशियों के तनाव तथा कमर एवं गरदन में स्नायु दबाव को दूर किया जा सकता है तथा इनकी गतिशीलता को बढ़ाया जा सकता है।

## एरोमाथैरेपी

कुछ विशेष तेलों की मालिश से भी मांसपेशियों के खिंचाव एवं तनाव को दूर किया जा सकता है। ऐसे विशेष तेलों में—सेज, रोजमेरी, थीम, हार्सबाम और माउंटेन डिटेनी प्रमुख हैं। इन तेलों में मांसपेशियों को आराम पहुँचानेवाले तत्त्व प्रचुर मात्रा में विद्यमान होते हैं। इन तेलों की मालिश से कमर दर्द में

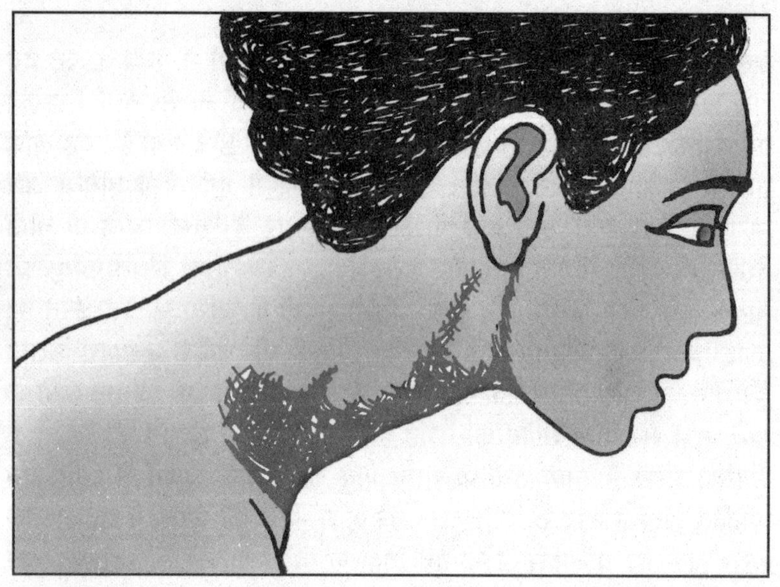

राहत मिलती है।

**प्रयोग विधि**—इन तेलों का प्रयोग दो प्रकार से किया जा सकता है। पहले 4–5 चम्मच किसी भी खाद्य तेल में इन विशेष तेलों की कुछ बूँदें मिला लें। अब इससे प्रभावित जगह पर हलके–हलके मालिश करें।

दूसरे तरीके में नहाने का पानी गरम करके उसमें तेल की कुछ बूँदें मिला लें। अब इस गरम पानी की भाप को अंदर लें।

बोमिओल और बर्नायल–एसिटेड दो ऐसे तत्त्व हैं, जो कमर में नाड़ी के खिंचाव से राहत दे सकते हैं। ये तत्त्व मांसपेशियों को आराम पहुँचाने का काम करते हैं। रोजमेरी, सेज और इलायची ऐसे पौधे हैं जिनमें ये तत्त्व प्रचुर मात्रा में होते हैं।

बर्नाइल पतला सांद्रणवाला प्रभावशाली जकड़नरोधी यौगिक है, जो इसे मेंथॉल, कपूर, अजवाइन और कार्व केरल से भी ज्यादा प्रभावशील बनाता है।

## तेज कमरदर्दवाला एरोमाथैरैपी के तेलों का मिश्रण

4 बूँद ब्लू चेमोमिल तेल,

4 बूँद ब्रीच तेल,

4 बूँद रोजमेरी, धनिया (कोरिएंडर) या यूकेलिप्टस तेल,

4 बूँद अदरक या ब्लैक पिपर तेल,

14 बूँद चमेलिया (लेवेंडर) तेल,

1/2 औंस कैरिअर तेल।

गरम पानी से स्नान करने के बाद इन सभी तेलों को मिलाकर दर्दवाली जगह पर रोज मालिश करें। मालिश तब करनी चाहिए जब मांसपेशियाँ रिलैक्स और रोमछिद्र खुले हों।

- मांसपेशियों में थकावट दूर करने के लिए लेवेंडर, रोजमेरी, मारजोरम, कालेरे सेज तेलों का प्रयोग लाभदायक है।
- ब्लैक पिपर या अदरक और ब्रीच तेज दर्द में लाभदायक हैं।

**सावधानी**—इनमें से किसी तेल को खाने–पीने में प्रयोग न करें। कुछ तेलों की एक चम्मच मात्रा भी जानलेवा हो सकती है।

## आयुर्वेद

आयुर्वेद में कमर दर्द को काबू में करने के लिए जड़ी–बूटियों, जड़ी–बूटियों से बने तेल, योग और आहार–विहार से जुड़ी विशेष प्रक्रियाएँ अपनाई जाती हैं ताकि 'दोष' व संबंधित कमियों को दूर किया जा सके। कमर की अनेक व्याधियाँ आयुर्वेदिक चिकित्सा से दूर की जा सकती हैं; परंतु डिस्क के क्षतिग्रस्त होने या अपनी जगह से हटने पर सर्जरी अथवा गहन चिकित्सा विधियों की जरूरत होती है।

## हर्बल दवाएँ

योगराज गुग्गुलु की एक गोली दिन में तीन बार लें।

केसर गुग्गुलु की एक गोली दिन में 2-3 बार लें।

मस्ता–मस्ता मांसपेशियों के दर्द में आराम देनेवाली जड़ी–बूटी है। इसे गरम पानी के साथ आधे से चौथाई चम्मच दिन में 2-3 बार लें।

लगरा और वालेटियन—ये भी मांसपेशियों को आराम पहुँचाते हैं। दोनों में से कोई भी आधा चम्मच दिन में 2–3 बार लें, इससे आपकी मांसपेशियों को आराम मिलेगा और अच्छी नींद भी आएगी।

## मसाज/मालिश

- महानारायण तेल से पेट दर्दवाले हिस्से में मालिश करें तो दर्द में

काफी आराम मिलेगा। वात और पित्तवाले तेल को सतह पर मलें जबकि कफवाले तेल से उस हिस्से की गहरी मालिश करनी चाहिए।

- अदरक के पाउडर में पानी मिलाकर पेस्ट बना लें। इस पेस्ट को दर्दवाली जगह 10–15 मिनट तक लगाए रहें। अब इसे धो लें और यूकेलिप्टस के तेल से अच्छी तरह मालिश करें।

## हर्बल स्नान

पीठ पर महानारायण तेल मलें। एक तिहाई कप अदरक के पाउडर और एक तिहाई कप बेकिंग सोडा को नहाने के गरम पानी में मिलाएँ और 10–15 मिनट तक उस पानी की भाप लें। सप्ताह में 2–3 बार इसी प्रकार स्नान करें। इससे मांसपेशियों को आराम मिलेगा और भरपूर फायदा होगा।

## एनिमा

जिन लोगों को कमर दर्द की शिकायत रहती है, अकसर उन्हें कब्ज भी होता है। यह तय करना मुश्किल हो जाता है कि पहले कब्ज हुआ या कमर दर्द, क्योंकि दोनों ही एक–दूसरे को बढ़ावा देते हैं। उदारहण के लिए, लगातार कब्ज रहने से कमर दर्द की शिकायत हो सकती है। इसके अलावा मांसपेशियों में खिंचाव, तनाव जो कमर दर्द से हुआ हो, इससे कब्ज को बढ़ावा मिल सकता है। दशमूल चाय भी इसमें सहायक हो सकती है।

## योग

योग के अनेक आसन कमर दर्द के उपचार में सहायक हैं। योग किसी योग प्रशिक्षक की निगरानी में ही सीखना चाहिए। योग करने से पहले चिकित्सक की सलाह अवश्य लेनी चाहिए।

इसके लिए किसी प्रशिक्षित गुरु की मदद जरूरी है। जब भी कमर दर्द हो तो कोई भी योगासन बिना विशेषज्ञ की सलाह के नहीं करना चाहिए।

## आहार और अन्य सुझाव

आयुर्वेद के अनुसार कमर दर्द 'वात' की अधिकता के कारण होता है। इसलिए 'वात' बढ़ानेवाले भोज्य पदार्थों का सेवन बंद कर देना चाहिए। कच्चे और ठंडे सलाद तथा फलियों से भी परहेज जरूरी है। ठंडी हवा या ठंडे मौसम

से बचना चाहिए। किसी शांत जगह बैठकर ध्यान करें। इस दौरान अपनी साँसों पर ध्यान लगाएँ। इससे तनावग्रस्त मांसपेशियों को आराम मिलेगा। ऊँची एड़ीवाले जूते न पहनें। दौड़ने–कूदने जैसे व्यायाम से बचें। इनके स्थान पर योग करें। कमर दर्द के समय यौन क्रियाएँ कम–से–कम करें।

## बायोफीड बैक

बायोफीड बैक पद्धति भी कमर दर्द पर नियंत्रण करने में सहायक है। इलेक्ट्रोमायोग्राफिक (एममजी) बायोफीडबैक नामक तकनीक आपको मासंपेशियों पर तनाव से उत्पन्न विद्युतीय गतिविधियों से आगाह करती है, जिससे आपको दर्द के कारणों को काबू करने और कम करने में मदद मिलती है।

एक परीक्षण में हर्टा फ्लोर एवं उनके सहयोगियों ने यह तकनीक दो समूहों पर आजमाई। एक समूह के लोग, जिन्हें तीव्र कमर दर्द था। दोनों समूहों को एक–एक घंटे के 12 बायोफीडबैक के दौर से गुजारा गया। परीक्षण के बाद दोनों समूहों की तुलना की गई। पहले समूह में, जिसे उनकी असली रिपोर्ट नहीं दी गई थी, दर्द में कोई परिवर्तन महसूस नहीं हुआ। जबकि उतनी ही चिकित्सा से गुजरे दूसरे समूह में असली रिपोर्ट देने पर कुछ की 40 प्रतिशत और कुछ को 75 प्रतिशत तक दर्द में आराम महसूस हुआ। बायोफीडबैक के बाद रोगियों को घर पर नियमित आराम करने की सलाह दी गई। ढाई वर्ष बीतने के बाद भी पहले समूह ने दर्द में कोई परिवर्तन महसूस नहीं किया।

## बॉडीवर्क

बॉडीवर्क के तहत विभिन्न प्रकार की मालिश, डीपटिशु और चाल–ढाल की जानकारी जैसी पद्धतियाँ कमर दर्द के उपचार हेतु अपनाई जाती हैं।

कमर दर्द और ऐसी कई दूसरी समस्याओं में बॉडीवर्क के तहत रालफिंग और हेलटवर्क दो सामान्य तरीके हैं। इन दोनों तकनीकों के अंतर्गत मांसपेशियों, जोड़नेवाले तंतुओं और जोड़ों में कुछ छिटपुट बदलाव करके उन्हें ठीक ढंग से समायोजित होने दिया जाता है। चाल–ढाल और गतिशीलता के बारे में जागरूक बनाने की एलेक्जेंडर तकनीक और फेलडनक्राइस तरीकों से भी शारीरिक मुद्राओं को ठीक करने में काफी मदद मिलती है। इन तरीकों के अंतर्गत छूकर, दृश्य दिखाकर और सलाह देकर शरीर की अपनी पूर्वनिर्धारित

छवि को दोबारा स्थापित किया जाता है। इन तरीकों से चाल–ढाल के सही तरीके सीखकर व्यक्ति अपनी कमर पर पड़नेवाले अत्यधिक दबाव को हटा सकता है।

कमर दर्द का प्रभावी ढंग से उपचार करने के लिए एक्यूप्रेशर, शात्सु और रिफ्लैक्सोलॉजी जैसी पद्धतियाँ भी उपयोग में लाई जाती हैं। निम्नलिखित व्यायाम फेलडनक्राइस तरीकों में से है। यह कमर दर्द में काफी आराम पहुँचाता है—

पीठ के बल लेट जाएँ और लंबी साँसें लें। अब गौर करें कि आपकी रीढ़ किस प्रकार से दरी से सटी है। क्या यह पूरी तरह ऊपर से नीचे तक दरी से सटी हुई है? क्या पीठ का एक हिस्सा दूसरे हिस्से से भिन्न तरीके से जमीन को छूता है? क्या एक तरफ दूसरी तरफ से भारी महसूस होता है? अपने तलवों को पूरी तरह जमीन पर टिकाकर अपने दोनों पैरों को थोड़ा आगे करें। अब आराम से अपने दोनों घुटनों को एक ओर झुकाएँ। गौर करें कि वे कहाँ तक जाते हैं। घुटनों को वापस बीच में लाएँ और दोबारा उसी तरफ झुकाएँ तथा अंतर महसूस करें। इस प्रक्रिया को 25 बार दोहराएँ और फिर आराम करें। अब महसूस करें कि आपकी कमर किस तरह जमीन को छूती है? क्या आपकी श्वास प्रक्रिया में पहले से कोई अंतर आया है?

पैरों को दोबारा मोड़ें और दूसरी तरफ झुकाएँ। गौर करें कि वे कहाँ तक जाते हैं। वापस बीच में लाएँ और आराम करें। अब इसी प्रक्रिया को बिलकुल आराम की मुद्रा में तेजी से करने की कल्पना करें। अपने दिमाग में इस क्रिया को 10 बार करें और फिर उसी दिशा में अपने घुटने ले जाएँ। क्या इस बार पहले से ज्यादा दूर तक घुटनों को झुकाने में आसानी महसूस हुई? इस क्रिया को 25 बार करें और अपने सिर के हिलने पर ध्यान दें। क्या पैरों को झुकाते समय आपकी ठोड़ी ऊपर की ओर उठती है या छाती से दूर जाती है? यह क्रिया आपकी साँसों पर प्रभाव डालती है। अब पैरों को पीछे की ओर खींचते हुए आराम करें और गौर करें कि अब आपकी पीठ जमीन को कितना छूती है। अपने सिर, साँसों और गरदन पर भी गौर करें। खड़े होकर आराम से धीरे–धीरे चलें और देखें कि आपका शरीर कैसे गति करता है और क्या महसूस होता है?

कई लोगों को अपनी चाल–ढाल और मुद्राओं में आश्चर्यजनक परिवर्तन महसूस होगा। आप देखेंगे कि अब पीठ पहले से ज्यादा अच्छे तरीके से

जमीन को छूती है और जो लोग कमर दर्द से परेशान थे, उन्हें इस पाँच मिनट के व्यायाम से कमर दर्द से छुटकारा मिल जाएगा।

## चीन की दवाई

चीन की परंपरा के अनुसार गुरदे ही पूरे शरीर में खासतौर से शरीर में कमर के निचले हिस्से की मांसपेशियों में जीवनशक्ति 'ची' का संचार करते हैं। जैसे ही गुरदे और उससे जुड़ी कमर की मांसपेशियाँ कमजोर होती हैं, उनमें नाड़ियों का खिंचाव प्रारंभ हो जाता है। इसके कारण रीढ़ के दोनों ओर की मांसपेशियाँ रीढ़ की कशेरुका पर असमान खिंचाव बनाती हैं। एक ओर की मांसपेशी दूसरी ओर से ज्यादा खिंचाव डालती है, जिससे रीढ़ उसी ओर को हिल जाती है। रीढ़ के एक ओर मुड़ने से डिस्क और तंत्रिकाओं में चुभन होती है, जो तेज दर्द के रूप में महसूस होता है। कमर के बीच में दर्द होने का कारण गुरदे और तिल्ली में असंतुलन होता है। ये हिस्से ही कमर के मध्य की मांसपेशियों को 'ची' प्रदान करते हैं।

कमर दर्द अकसर गुरदे में पिन डेफिसिएंसी या गुरदे के फैलने से होता है। चीनी पद्धति इसके लिए ज्वार, बाजरा, विभिन्न प्रकार की फलियाँ, खरबूजे आदि लेने की सलाह देती है।

## योग

शरीर को लचीला और सही आकार में रखने के लिए योग उत्तम तरीका है। योग में साँस की क्रियाएँ (प्राणायाम) बड़े आराम से हमारी पीठ के ऊपरी हिस्से पर काम करती हैं। योगासन और साँस की क्रियाओं में तनाव को कम करने की क्षमता होती है, जो कमर दर्द का कारण होता है। योगाचार्यों के अनुसार मस्तिष्क को अंदर की ओर केंद्रित करके मनुष्य गहरा आराम पा सकता है और शरीर में ऊर्जा का संचार करके स्वस्थ भावनाएँ जगा सकता है। आपको कमर दर्द में यह बताकर आराम दिला सकता है कि यह दर्द आया कैसे।

आराम करने के लिए योग राबसे बढ़िया तरीका है। जब आप ध्यान लगाते हैं तो आपके शरीर को यह संदेश जाता है कि आप सही और सुरक्षित हैं और आराम के लिए सही समय है। इससे मांसपेशियों को आराम मिलता है, रक्तचाप नीचे आता है, इंद्रियाँ शांत होती हैं, तनाव कम हो जाता है, प्रतिरोधक क्षमता बढ़ जाती है और उपचार तेज हो जाता है। ये सारी चीजें

किसी भी व्यक्ति के लिए कमर दर्द के कारणों और लक्षणों को समझने में सहायक है।

योगाचार्य आपकी आवश्यकता के अनुसार विशेष योग कार्यक्रम बना सकता है। चित लेटने से तनाव और दर्द कम होता है, रीढ़ घुमाने से ऊपरी कमर और कंधों में खिंचाव कम हो जाता है और बैक रोल से रीढ़ में लचीलापन आता है।

कुछ अन्य आसन, जो कमर दर्द सहायक हो सकते हैं—

ऊँट आसन, गाय आसन, कमल आसन, टिड्डी आसन, आगे की ओर झुकना, ताड़ के पेड़ का आसन, मत्स्य आसन। ये सभी आसन कमर दर्द को दूर रखने और उससे छुटकारा पाने के लिए किए जा सकते हैं। वर्ष 1985 में अमेरिका की एक पत्रिका में छपे एक सर्वेक्षण में 96 प्रतिशत लोग, जिन्होंने योग अपनाया था, उन्हें कमर दर्द में राहत मिली। जबकि सर्जन से उपचार करानेवालों में केवल 23 प्रतिशत ही संतुष्ट थे।

## ट्रिगर पॉइंट थैरेपी

ट्रिगर पॉइंट पद्धति के अनुसार मांसपेशियों में कुछ दर्दकारक बिंदु होते हैं। ये बिंदु नाड़ियों में खिंचाव अथवा सामान्य रूप से सीधी रहनेवाली मांसपेशियों के तंतुओं में गाँठ पड़ जाने से बनते हैं। ट्रिगर बिंदु अकसर तंत्रिका तंत्र के जंक्शन से जुड़े होते हैं। एक ट्रिगर बिंदु तंत्रिकाओं द्वारा शरीर के दूसरे हिस्सों में दर्द का संचार कर सकता है।

इस उपचार पद्धति में उस ट्रिगर बिंदु में थोड़ा सा सामान्य एनेस्थेटिक इंजेक्ट करते हैं। ये एनेस्थेटिक उन प्रभावित तंत्रिकाओं को विद्युत् तरंगों का संदेश पहुँचाता है, जो शरीर में दर्द का आभास देती है। इससे वे तंत्रिकाएँ जटिल स्थिति से अपनी सामान्य स्थिति में आ जाती हैं।

ट्रिगर पॉइंट पद्धति विशेष रूप से मांसपेशियों और तंतुओं के चोटिल होने की दशा में लाभदायक है। यह चोट चाहे किसी मानसिक आघात से लगी हो अथवा बार–बार तनाव के कारण हो।

## रिफ्लेक्सोलॉजी

बताई गई निम्न जगहों पर हर घंटे 5 मिनट तक दबाव डालें जब तक कि दर्द पूरी तरह समाप्त न हो जाए।

5 बार रीढ़ पर, जहाँ सबसे ज्यादा दर्द हो।

5 बार तंत्रिका–तंत्र पर।

5 बार दर्द की सामान्य अवस्था में।

अपने हाथ और पैरों पर निम्न जगहों पर ध्यान दें—

सूर्यचक्र, पटल, रीढ़, कंधे, बाँह, गरदन, पुट्ठे, घुटने, पैर और नितंब।

पीठ के लिए बताई गई प्रत्येक जगह पर अँगूठे से दबाएँ। एक मिनट तक रोकें। पीठ के ऊपरी हिस्से में दर्द के लिए अपने पैर के अँगूठे के आधार को दबाएँ, पीठ के बीच के हिस्से में दर्द के लिए पैरों की उँगलियों के नीचे दबाएँ। पीठ के निचले हिस्से में दर्द के लिए एड़ी और पैर की अँगुलियों के बीच की जगह पर दबाएँ। यदि दर्द बना रहे तो रिफ्लेक्सोलॉजी विशेषज्ञ से मिलें।

## रिलैक्सेशन

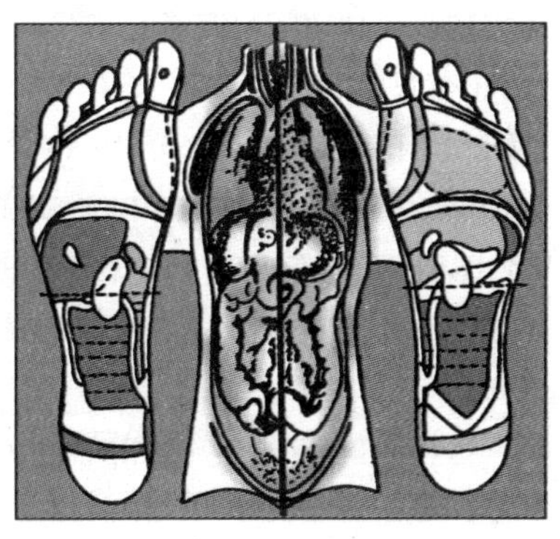

रिलैक्सेशन तकनीक दर्द को दूर करने के महत्त्वपूर्ण तरीके बताती है। मांसपेशियों का रिलैक्सेशन नाड़ियों का खिंचाव रोकती है, मांसपेशियों का तनाव कम करती है और अन्य शारीरिक क्रियाएँ (रक्तचाप, मस्तिष्क रसायनों में बदलाव), जो इंद्रियों में उत्तेजना और दर्द उत्पन्न करती है, को रोकने में सहायक हैं। मांसपेशियों का रिलैक्सेशन उत्तेजना और थकावट को कम करने, व्यक्ति को दर्द से छुटकारा और अच्छी नींद दिलाने में सहायक है।

रिलैक्सेशन की कई तकनीकें उपलब्ध हैं। इनमें प्रोग्रेसिव मसल रिलैक्सेशन, बायोफीडबैक, विजुअलाइजेशन, ध्यान, स्वयं सम्मोहन और प्रतिज्ञापन हैं। ये सभी मानसिक और भावनात्मक आराम पहुँचाते हैं।

ड्यूक विश्वविद्यालय के मनोचिकित्सक फ्रांसिस नीफ के शोध से पता चलता है कि कमर दर्द के लिए रिलैक्सेशन की तकनीकें कारगर होती हैं। माइग्रेन और अन्य प्रकार के पुराने दर्द को नियंत्रित करने के लिए किए गए शोधों में भी रिलैक्सेशन तकनीकों को प्रभावशाली माना गया है।

□

# कमर दर्द की आधुनिक चिकित्सा

कमर दर्द के उपचार का तरीका व्यक्ति एवं उसकी स्थिति पर निर्भर करता है। कुछ मामलों में कमर दर्द के उपचार के लिए दर्द निवारक गोलियों का उपयोग किया जाता है। फिजियोथैरेपी कमर दर्द के उपचार का संभवतः सबसे कारगर तरीका है। कई चिकित्सक रोगी को ट्रैक्शन लगाने की भी सलाह देते हैं। समुचित व्यायाम तथा शॉर्ट वेव डाइथर्मी, अल्ट्रासोनिक थेरैपी, इंटरफेरेंटियल थेरैपी एवं ट्रैक्शन जैसे उपायों के जरिए कमर दर्द से काफी हद तक छुटकारा पाया जा सकता है। कई बार बेल्ट, जैकेट, कोरसेट एवं कॉलर जैसे रीढ़ को सहारा देनेवाले उपायों से भी रोगी को काफी राहत मिलती है।

इसके अलावा गंभीर रोगियों को योगाभ्यास, एक्यूप्रेशर तथा प्रशिक्षित अस्थि रोग चिकित्सक से समुचित उपचार लेने पर काफी मदद मिलती है। आरंभिक स्थिति में कमर दर्द के उपचार के तौर पर चिकित्सक रोगी को आराम तथा व्यायाम करने की सलाह देते हैं। कई चिकित्सक रोगी को ट्रैक्शन लगाने की भी सलाह देते हैं। लेकिन अधिक कमजोरी, सुन्नपन और पेशाब में रुकावट होने पर ऑपरेशन करने की जरूरत पड़ जाती है। ऑपरेशन कई तरीकों से किए जाते हैं। ऑपरेशन के दौरान दोनों तरफ की हड्डी या एक तरफ की हड्डी को काटकर उसमें छेद कर दिया जाता है। ऑपरेशन किस पद्धति से किया जाएगा यह रोग की अवस्था, हड्डी की बनावट, निकली हुई डिस्क की माप आदि पर निर्भर करता है। जिन मरीजों को अन्य उपायों से कोई राहत नहीं मिलती और जिन्हें स्नायु संबंधी कोई समस्या हो गई हो, उन्हें ऑपरेशन की जरूरत पड़ती है। अब नवीनतम तकनीकों के द्वारा मरीज की रीढ़ का ऑपरेशन करना संभव हो गया है। ये

ऑपरेशन अब पूरी तरह से कारगर, आसान एवं कष्टरहित हो गए हैं।

## कमर दर्द के उपचार की नई विधियाँ

कमर दर्द के कारगर एवं कष्टरहित उपचार की खोज के लिए दुनिया भर में अध्ययन–अनुसंधान चल रहे हैं। इन अनुसंधानों से इसके उपचार की अनेक नवीनतम विधियाँ उपलब्ध हो गई हैं और ये विधियाँ अत्यंत कारगर एवं कष्टरहित हैं।

कमर दर्द के असहनीय हो जाने पर आज लेजर डिस्केक्टॉमी, माइक्रोलंबर डिस्केक्टॉमी और इंडोस्कोपिक डिस्केक्टॉमी जैसी कारगर तकनीकों का प्रयोग किया जाने लगा है। बढ़ी हुई डिस्क का इंजेक्शन के जरिए उपचार किया जा सकता है। यह विधि कीमोन्युक्लियोलाइसिस कहलाती है। इंजेक्शन से डिस्क घुल जाती है और नसों पर पड़नेवाला दबाव समाप्त हो जाता है। इसके अलावा न्युक्लियोटोम नामक एक अन्य विधि में कमर में छेद करके एक पतली नली डालकर डिस्क निकाल ली जाती है। इंडोस्कोपी पर आधारित एक दूसरी विधि में एक छेद के जरिए डिस्क में दूरबीन प्रवेश कराई जाती है और उसी दूरबीन से देखते हुए औजारों की मदद से डिस्क को निकाल लिया जाता है। इसके अलावा लैपरोस्कोपी विधि में पेट की तरफ से या इंडोस्कोपी की मदद से कमर की ओर से स्पाइन की सर्जरी की जाती है। एक नई विधि माइक्रो डिस्केक्टॉमी कहलाती है, जिसमें माइक्रोस्कोप की सहायता से कमर में मात्र एक इंच का चीरा लगाकर पूरा ऑपरेशन किया जा सकता है। इसमें लेजर किरणों की मदद से डिस्क को हटा दिया जाता है।

ये सभी नवीनतम विधियाँ इतनी कष्टरहित एवं कारगर हैं कि रोगी को ऑपरेशन के बाद उसी दिन चलाया–फिराया जा सकता है। लेजर आधारित माइक्रोसर्जरी में न तो मरीज को बेहोश करना पड़ता है और न ही उसे अस्पताल में भरती करने की जरूरत पड़ती है। यह ऑपरेशन कमर में एक सुई डालकर किया जाता है; इस ऑपरेशन के दौरान शरीर से खून भी नहीं निकलता है और रोगी को कोई दिक्कत या जटिलता का सामना नहीं करना पड़ता। लेजर सर्जरी पूरी दुनिया में पुराने मर्ज या स्पाइनल स्टिोनोसिस आदि के उपचार की सबसे भरोसेमंद एवं सरल तकनीक मानी जाती है।

कमर दर्द के उपचार की इंडोस्कोपी आधारित एक अन्य विधि में एक छेद के जरिए डिस्क में दूरबीन प्रवेश कराई जाती है और उसी दूरबीन से

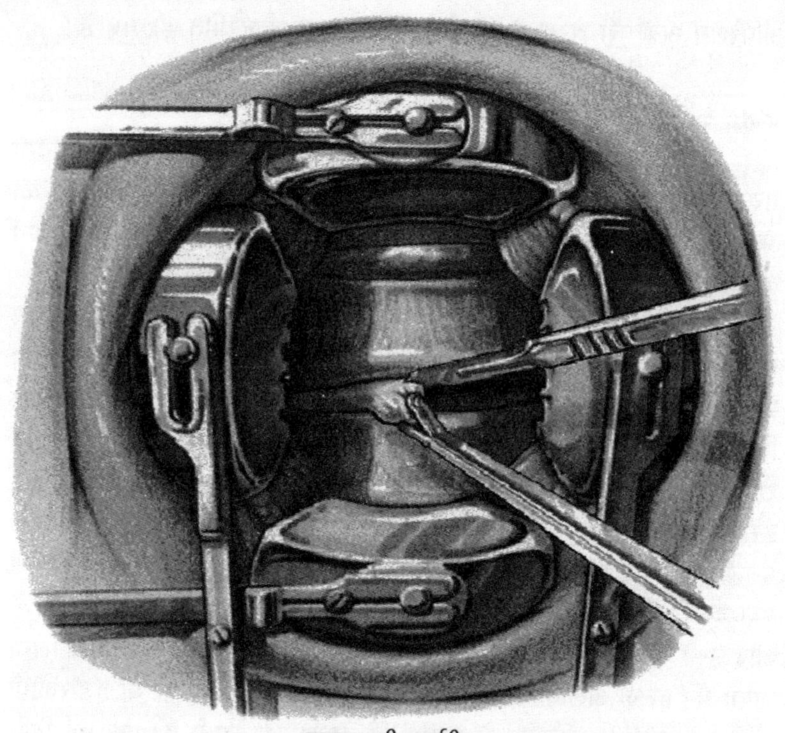

*स्पाइन की सर्जरी*

देखते हुए औजारों की मदद से डिस्क को निकाल लिया जाता है। एक नई विधि जो माइक्रो डिस्कैक्टोमी कहलाती है, इसमें माइक्रोस्कोप की सहायता से कमर में मात्र एक इंच का चीरा लगाकर पूरा ऑपरेशन किया जा सकता है।

## स्पाइनल इंजेक्शन

बढ़ी हुई डिस्क का इंजेक्शन (स्पाइनल इंजेक्शन) के जरिए भी उपचार किया जा सकता है। इसे सलेक्टिव रूट अथवा इपीड्यूरल इंजेक्शन कहा जाता है। यह इंजेक्शन न केवल कमर दर्द से राहत दिलाने में, बल्कि कमर दर्द के कारणों की जाँच में भी महत्त्वपूर्ण भूमिका निभा सकता है। इंजेक्शन से उन रोगियों को विशेष लाभ हो सकता है, जिन्हें दवाइयों और फिजियोथेरैपी आदि से कोई फायदा नहीं हो पा रहा है। इंजेक्शन का प्रयोग उन मरीजों के

लिए भी किया जाता है; जिन्हें असहनीय कमर दर्द हो रहा हो और दवाओं से कोई लाभ होने के बजाय नुकसान हो रहा हो अथवा जो रोगी और अधिक दवाएँ नहीं खाना चाहते हों।

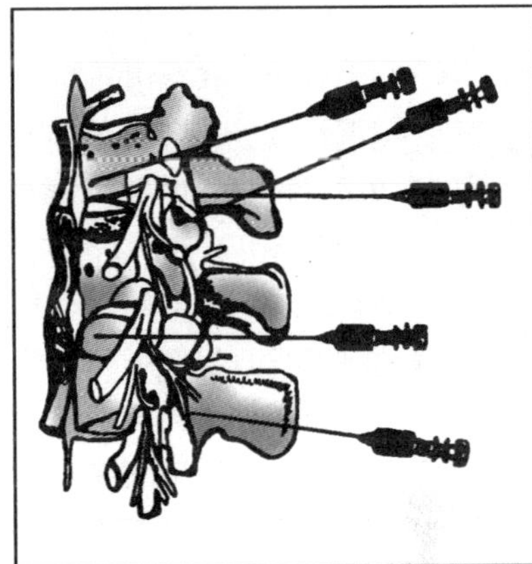

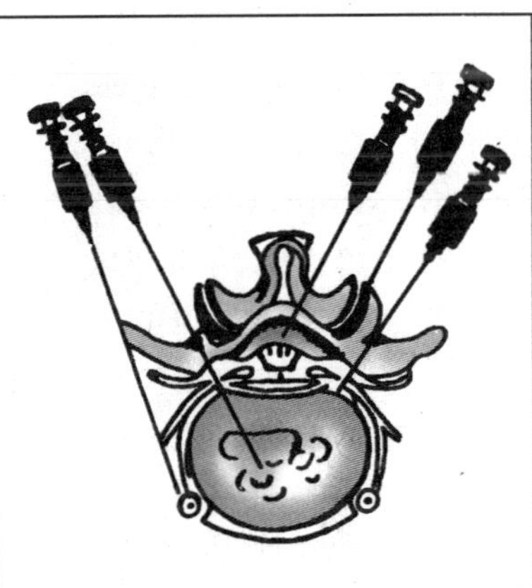

*स्पाइनल इंजेक्शन*

स्पाइनल इंजेक्शन के जरिए कमर दर्द के उपचार के लिए फ्लोरोस्कोप की मदद से स्क्रीन पर दवा प्रविष्ट कराते हैं। इससे नस पर पड़नेवाला दबाव समाप्त हो जाता है। लगभग 60 प्रतिशत मरीजों को स्पाइनल इंजेक्शन के बाद कमर एवं पैर के दर्द से छुटकारा मिल जाता है। कुछ मरीजों को करीब छह माह तक दर्द से राहत रहती है, जबकि कई रोगियों को स्थायी तौर पर दर्द से छुटकारा मिल जाता है। स्पाइनल इंजेक्शन से भी रोगी को कोई फायदा नहीं होने पर ऑपरेशन ही एकमात्र उपाय रह जाता है।

स्पाइनल इंजेक्शन का सबसे बड़ा लाभ यह है कि इसकी मदद से कई रोगियों में ऑपरेशन की स्थिति टाली जा सकती है। स्पाइनल इंजेक्शन के लिए मरीज को अस्पताल में भरती नहीं करना पड़ता है।

## स्पाइनल इंस्ट्रूमेंटेशन

दुर्घटनाओं में चोट लगने या रीढ़ की कोई बीमारी होने पर रीढ़ की हड्डियाँ अपनी शक्ति खोने लगती हैं और इनका आपसी सामंजस्य समाप्त होने लगता है। इससे रीढ़ में असंतुलन उत्पन्न होता है, जिससे रीढ़ में दर्द होने लगता है। चलने–फिरने पर यह दर्द बढ़ जाता है। इससे हाथों और पैरों

में भी कमजोरी आती है। रोग या चोट के अधिक गंभीर होने पर स्पाइनल कॉर्ड पर दबाव पड़ने लगता है, जिससे 'स्फिंक्टर' नियंत्रण समाप्त हो जाता है। इन सबके उपचार के लिए रीढ़ की हड्डियों को सहारा देने के लिए धातु की प्लेटें (इंप्लांट) प्रत्यारोपित की जाती हैं। इसे 'स्पाइनल इंस्ट्रूमेंटेशन' कहा जाता है।

स्पाइनल इंस्ट्रूमेंटेशन रीढ़ के किसी खास हिस्से में आई कमजोरी या क्षति को प्लेट एवं स्क्रू की मदद से दूर करने का तरीका है। इसमें कमजोर या क्षतिग्रस्त भाग पर धातु की प्लेट बिठा दी जाती है, जिससे रीढ़ को सहारा मिल जाता है। रीढ़ में ये प्लेट एवं स्क्रू उसी तरह से लगाए जाते हैं, जिस तरह से हाथ या पैर में फ्रैक्चर होने पर लगाए जाते हैं। अधिक उम्र के लोगों में ऑस्टियोपोरोसिस होने की समस्या अधिक होती है। ऑस्टियोपोरोसिस के कारण हड्डी खोखली हो जाती है। इसलिए अधिक उम्र के लोगों की रीढ़ में फ्रैक्चर होने पर पहले बोन डेंसिटोमीटर अथवा सी.टी. स्कैन से हड्डी के घनत्व का पता लगा लिया जाता है। इसके बाद ही स्पाइनल इंस्ट्रूमेंटेशन का निर्णय लिया जाता है। मरीज को ऑस्टियोपोरोसिस होने पर प्लेट बिठाने के लिए स्क्रू के साथ–साथ बोन सीमेंट का भी प्रयोग किया जाता है। स्पाइनल इंस्ट्रूमेंटेशन रीढ़ एवं स्पाइनल कॉर्ड को जल्द–से–जल्द ठीक करने में मदद करता है।

अन्य अंगों में फ्रैक्चरों की तरह ही स्पाइन की हड्डियों में फ्रैक्चर को ठीक होने में 12 सप्ताह तक का समय लग जाता है। लेकिन अनेक रोगियों के लिए इतना अधिक समय बिस्तर पर काटना पीड़ादायक एवं मुश्किल होता है। इससे बेड सोर एवं अन्य संक्रमणों का खतरा बढ़ जाता है। कभी–कभी बिस्तर पर करवट बदलने या असावधानीवश हिलने–डुलने के कारण दर्द बढ़ जाता है और रीढ़ की स्थिति और खराब हो जाती है; लेकिन स्पाइनल इंस्ट्रूमेंटेशन इससे बचाता है। खासकर रीढ़ की तपेदिक की स्थिति में जब उपचार 18 माह तक चलता है, इंस्ट्रूमेंटेशन उपचार के दौरान हिलने–डुलने से होनेवाले नुकसान से बचाता है। यही नहीं, अन्य अंगों के रोग को रीढ़ तक पहुँचने तथा रीढ़ में चोट लगने या खराबी आने पर मेटल इंस्ट्रूमेंटेशन से रोगी के कष्ट को कम किया जा सकता है। इस तरह इंस्ट्रूमेंटेशन मरीज की स्थिति में जल्दी सुधार लाने, उसे दर्द से बचाने, अस्पताल से शीघ्र छुट्टी दिलाने और बेड सोर तथा फेफड़े/छाती के संक्रमण के खतरे को कम करने में

सहायक होता है।

मेटल इंस्ट्रूमेंटेशन के लिए पहले जो इंप्लांट प्रयोग किए जाते थे वे उच्च गुणवत्तावाले स्टेनलेस स्टील के बने होते थे। इनका विदेशों से आयात होता था। अब भारत में भी इंप्लांट बनने लगे हैं। नए इंप्लांट टिटेनियम के बने होते हैं, इस कारण ये एम.आर.आई. जाँच के अनुकूल होते हैं। ऑपरेशन के बाद की स्थिति की दृष्टि से ये महत्त्वपूर्ण होते हैं; क्योंकि ऑपरेशन के बाद रीढ़ की सही स्थिति की जानकारी के लिए एम.आर.आई. करना जरूरी होता है। एम.आर.आई. मशीन में चुंबक का प्रयोग होता है। इस कारण स्टील इंप्लांट के कारण एम.आर.आई. के चित्रों में गड़बड़ी पैदा होती है, जबकि टिटेनियम की स्थिति में एम.आर.आई. बिलकुल सही–सही होती है।

स्पाइनल इंप्लांट अनेक तरह के होते हैं। पहले प्रयोग होनेवाले स्पाइनल इंप्लांट आयताकार (रेक्टेंगल) होते थे, जिसमें स्टेनलेस स्टील के बने आयताकार इंप्लांट को इस्पात की तारों की मदद से रीढ़ से बाँध दिया जाता था। नए इंप्लांट में पाँच से छह मिलीमीटर के टाइटेनियम अथवा स्टील के स्क्रू का प्रयोग किया जाता है। इन स्क्रू की मदद से स्टील या टिटेनियम के प्लेट को वर्टिब्रा से कस दिया जाता है।

ये सभी इंप्लांट भारत में भी उपलब्ध हैं। नए इंप्लांट का फायदा यह है कि ये रीढ़ के बाहरी भाग में सामने लगाए जाते हैं, जहाँ अधिकत्तर रोग प्रकट होते हैं। इस तरह चोट या रोग के कारण रीढ़ पर पड़नेवाले दबाव को दूर करना (स्पाइनल डिकंप्रेशन) तथा रीढ़ की हड्डियों को स्थिर करने का काम एक ही बार में हो जाता है।

इंप्लांट को बाद में शरीर से निकालना जरूरी नहीं होता। ये मरीज के शरीर में शेष जीवन काल तक उसी तरह से रह सकते हैं जैसे कृत्रिम घुटने या कूल्हे रहते हैं। ये निष्क्रिय होते हैं और किसी तरह की ऊतकीय प्रतिक्रिया उत्पन्न नहीं करते।

इन इंप्लांट के कारण पैरालासिस जैसे दुष्प्रभाव या जटिलताएँ होने की आशंका नहीं के बराबर होती है, बशर्ते कि यह कुशल सार्जन के हाथों आधुनिक चिकित्सा सुविधाओं से सुसज्जित केंद्रों में हो।

## तपेदिक एवं रसौली से होनेवाले कमर दर्द का उपचार

रीढ़ की तपेदिक अथवा रसौली के कारण कमर दर्द होने पर बायोप्सी

आवश्यक हो जाती है, ताकि यह पता चल जाए कि ट्यूमर कैंसर का तो नहीं है, क्योंकि कैंसर के ट्यूमर का ऑपरेशन करने से कोई फायदा नहीं होता है। हालाँकि आम लोगों में यह धारणा कि स्पाइन का किसी भी तरह का ऑपरेशन सुरक्षित नहीं है, लेकिन अब यह गलत साबित हो चुकी है। कुछ सालों से स्पाइन सर्जरी अब माइक्रोस्कोप की मदद से किया जाने लगा है। इसमें लेजर का भी प्रयोग होने लगा है, जिससे स्पाइनल कॉर्ड को क्षति पहुँचाए बिना स्पाइन का ऑपरेशन करना संभव हो गया है। आजकल तपेदिक, इंट्राड्यूरल ट्यूमर, एक्स्ट्राड्यूरल ट्यूमर, मेनिनजियोमा, न्यूरोफाइब्रोमा, वर्टिब्रल बॉडी ट्यूमर, सिस्टीसरकोसिस आदि के ऑपरेशन 95 से 98 प्रतिशत तक सुरक्षित साबित हो रहे हैं। इनके दोबारा होने की संभावना भी नहीं होती है।

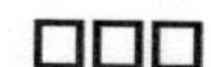